HANDS therapy

脳卒中片麻痺上肢の新しい治療戦略

編著
藤原俊之
阿部 薫

医歯薬出版株式会社

編著者

藤原 俊之(ふじわら としゆき)（東海大学医学部専門診療学系リハビリテーション科学准教授）
阿部 薫(あべ かおる)（慶應義塾大学病院リハビリテーション科作業療法室）

This book was originally published in Japanese
under the title of :

HANZU THERAPY-NOSOTCYU KATAMAHI JYOUSHI NO ATARASHII CHIRYOU SENRYAKU
(HANDS therapy-New Therapeutic Strategy of Hemiplegic Upper Extremity in Patients with Stroke)

Editors :
FUJIWARA, Toshiyuki
  Associate Professor
  Department of Rehabilitation Medicine
  Tokai University School of Medicine
ABE, Kaoru
  Occupational Therapist
  Department of Rehabilitation Medicine
  Keio University Hospital

© 2015 1st ed.
ISHIYAKU PUBLISHERS, INC.
  7-10, Honkomagome 1 chome, Bunkyo-ku,
  Tokyo 113-8612, Japan

序　文

　HANDS therapy は随意運動介助型電気刺激と装具を使用して行う治療法です．随意運動介助型電気刺激装置は，村岡慶裕先生（現：早稲田大学）が慶應義塾大学理工学部にご在籍中，慶應義塾大学月が瀬リハビリテーションセンターにて研究・開発されました．

　装具の使用に関しては，私が埼玉県総合リハビリテーションセンターに在籍していたときに，手関節固定装具で上肢の痙縮がやわらぐ症例を経験し，効果の検証を行いました．最初に用いた患者さんは中学生で，歩く際に痙縮により肘が曲がってしまい，「手が上がってしまうのがとても嫌だ」ということで，これを改善させるために手関節固定装具を処方しました．1～2か月の使用により，歩行時の痙縮による腕の上がりが見事に減少したことを覚えています．その後，多数例で H 反射を用いて装具の生理学的機序を確認し，論文にまとめてきました．

　2002 年に London の Institute of Neurology に留学し，John Rothwell 教授のもと，リハビリテーションの基本となる運動が脳や脊髄の可塑性に及ぼす影響について研究をしてきました．一連の研究のなかで，磁気刺激や電気刺激を用いる場合にも随意運動，運動企図というものが，中枢神経の可塑性を誘導するためには非常に重要であるということを明らかにしました．中枢神経障害の機能回復において重要な key word は，task specificity（課題特異性の回復），dose dependent recovery（量依存性の回復），随意運動や運動企図による cortico-spinal modulation です．HANDS therapy のコンセプトはまさにこの 3 つの key word であらわされ，中枢神経の可塑的変化を誘導する強力な治療法として開発されました．以後，慶應義塾大学医学部リハビリテーション科の里宇明元教授ならびに作業療法士の阿部　薫先生をはじめとする多くの先生方のご協力のもと HANDS therapy の臨床研究を行い，臨床効果のみならず，神経生理学的な機序も明らかになってきました．

　いずれの治療においても，科学的な治療には適応と限界があります．リハビリテーションにおいては，特にその神経生理学的機序を明らかにし，治療者自身がしっかりとそれを理解し，効果と限界を患者さんへ説明することが重要です．

　本書においては，HANDS therapy の理論，実際の方法についてわかりやすく，詳細に書いたつもりです．ぜひ，脳卒中片麻痺患者さんのより良いアウトカムのために，HANDS therapy とともに，本書をご利用いただければと思います．

2015 年 1 月

東海大学医学部専門診療学系リハビリテーション科学
藤原俊之

推薦のことば

Several years ago when I paid a short visit to Japan, Dr Toshiykui Fujiwara demonstrated an early version of his HANDS device to me when I visited the rehabilitation department of his hospital. When I tried it on myself it was obvious that this was not quite the same type of device as I had been expecting.

At the time I was very familiar with methods of functional electrical stimulation in which external electrical nerve stimulators are used to activate paralysed or paretic muscles. In general, the onset and offset of stimulation are usually controlled either by external switches or by detection of residual EMG activity at the onset of an intended voluntary movement. Typical examples are the heel strike switches that can trigger stimulation of the anterior tibial muscles to dorsiflex the ankle during hemiplegic gait, or EMG monitors on the forearm to detect onset of weak extensor EMG in stroke patients attempting to extend the wrist.

Thus I was expecting a constant amount of stimulation to start when I produced a flicker of muscle activity in my extensors and for it to extend my fingers for a given amount of time. However this stimulator did not do that. At the beginning, the stimulus was weak, and it was only natural for me voluntarily to increase the level of EMG activity to try to start off the movement. As I did this, the intensity of stimulation increased in proportion and movement began quite naturally. The stimulator was assisting my effort rather than replacing it. This was a clever stimulator that was capable of monitoring the level of my voluntary EMG at the same time as delivering additional EMG via electrical stimulation. It was a servo rather than a switch.

Since that time Dr Fujiwara has used the device with splints to retrain finger extension in over one hundred stroke survivors and has shown its benefits over standard therapy in a well-controlled clinical trial. The attraction for patients, is, I think, that it feels more natural that a switched stimulator because the wearer has complete moment to moment control of the amount of assistance required. It is this that may increase its effectiveness as a training tool. Certainly it is an attractive device to use in therapy and holds great potential in rehabilitation of finger control after stroke.

With best wishes
JOHN ROTHWELL

Professor of Human Neurophysiology
UCL Institute of Neurology, London

〈要　約〉
　数年前，藤原俊之博士のもとを訪れたときにはじめて，随意運動介助型電気刺激装置を実際に体験した．この装置は，いままでのFESや電気刺激装置とは明らかに違っていた．動きを代償するのではなく，まさしく「アシスト」する刺激であった．
　藤原博士はこの刺激装置と装具を組み合わせて，麻痺手指の機能回復を試み，すでに優れた臨床試験によってその効果を示されている．
　HANDS therapyは，脳卒中後の手指機能回復のためのリハビリテーションとして非常に大きな可能性をもっている．

ロンドン大学神経学研究所神経生理学部門教授　ジョン　ロズウェル

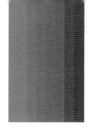

目次

序文　iii
推薦のことば　iv

第1部　HANDS therapy とは／藤原俊之

① HANDS therapy とはどんな治療法？ ･････････････････････････････････ 2
② HANDS therapy によって再建する機能は？ ･････････････････････････ 4
③ HANDS therapy には何が必要？ ････････････････････････････････････ 5
　随意運動介助型電気刺激装置／装具
④ HANDS therapy はどんな効果があるの？ ･･････････････････････････ 8
　上肢・手指機能の改善／発症時期による効果の違い
⑤ HANDS therapy の治療機序は？ ･･･････････････････････････････････ 10
　脳の可塑的変化／脊髄可塑性／Dose dependent recovery
⑥ HANDS therapy にあたって必要な理解は？ ･････････････････････････ 14
　脳卒中片麻痺上肢の機能回復／標的とする筋／表面筋電図の基礎／電気刺激の基礎／
　痙縮の基礎／上肢機能の評価

第2部　HANDS therapy の方法

① 患者さんの適応判断は？／藤原俊之 ････････････････････････････････ 26
　HANDS therapy の適応／患者さんへの説明／筋活動の有無の評価
② 随意運動介助型電気刺激装置の設定は？／藤原俊之 ･････････････････ 28
　電極位置／刺激強度の設定／筋電閾値の設定／アシスト機能の設定
　治療時間の設定／注意点／装具の設定

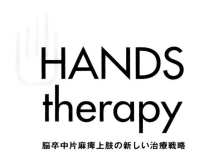

HANDS therapy
脳卒中片麻痺上肢の新しい治療戦略

③ 装具の設定と作成は？／阿部　薫・・・・・・・・・・・・・・・・・・・・・ 32
　素材の選び方とモールディング（成形）のコツ / 短対立装具
　手関節装具 / 長対立装具

④ HANDS therapy の治療プログラムは？／阿部　薫・藤原俊之・・・・・・・ 36
　作業療法訓練プログラム / ADL プログラム / 治療後の生活指導

⑤ 上肢近位筋に対する治療（HANDS proximal）の方法は？／藤原俊之・・ 46
　近位筋へのアプローチ

⑥ 小児の HANDS therapy（HANDS Kids）の方法は？／藤原俊之・・・ 48
　小児プログラム（HANDS Kids）の特徴

⑦ 外来での HANDS therapy（HANDS-out）の方法は？／藤原俊之・・ 50
　安全な管理 / モニターシステム

⑧ 他の治療方法との組み合わせは？／藤原俊之・・・・・・・・・・・・・・・ 51
　Brain Machine Interface（BMI）/ 経頭蓋直流電気刺激
　Step up 治療戦略

コラム

　Q&A 1　経頭蓋磁気刺激二重刺激とは？・・・・・・・・・・・・・・・・・ 13
　Q&A 2　H 波とは？・・・・・・・・・・・・・・・・・・・・・・・・・・ 14
　Q&A 3　末梢神経障害でも使えますか？・・・・・・・・・・・・・・・・・ 26
　Q&A 4　Tenodesis-like action（腱固定様効果）とは？・・・・・・・・・ 38
　Q&A 5　急性期での上肢機能障害の予後予測・・・・・・・・・・・・・・・ 42

文献・・・・・・・・・・・・・・・・・・・・・・・・・・・・・・・・・・・ 55
HANDS therapy 関連 HP（問い合わせ先）・・・・・・・・・・・・・・・・ 57
索引・・・・・・・・・・・・・・・・・・・・・・・・・・・・・・・・・・・ 59

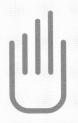

第1部
HANDS therapy とは

❶ HANDS therapy とはどんな治療法？

　片麻痺上肢に対する電気刺激療法を大別すると，従来から行われている低周波刺激を主とする**治療的電気刺激**（Therapeutic Electrical Stimulation：TES）と，電気刺激により麻痺肢の特定の動きを代償的に再建する**機能的電気刺激**（Functional Electrical Stimulation：FES）がある[1]．TES では 20〜30 Hz の低周波刺激を一定時間与え，痙縮の抑制や標的筋の促通を目的に用いられる．しかしながら，その効果の持続には限界があり，いわゆる carry over effect が弱いことが問題となる．また多くの FES は，健側を用いてスイッチを入れることで，あらかじめプログラムされた刺激が与えられる．

　TES や FES の治療的効果は，電気刺激と電気刺激により誘発される筋収縮による求心性神経線維の興奮でもたらされると考えられる．この電気刺激の効果は，中枢からの下降性経路の活動と同期させて行うことにより増強される[2]．このため，いわゆる closed loop な刺激を用いるほうがその効果は高いと考えられている[3]．

　そこで，代償的な FES とは異なり，患者自身の随意的な筋活動によって電気刺激を与える closed-loop な電気刺激を行い，電気刺激をアシスト機能として使う**随意運動介助型電気刺激**が開発された[4]．この随意運動介助型電気刺激と上肢装具を用いて，日常生活で麻痺肢の使用を促して上肢機能を改善し，実用性を改善させようとするのが，HANDS

図❶-1　HANDS therapy の概略図

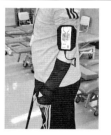
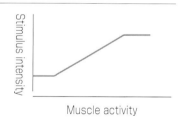

随意運動介助型電気刺激装置
（MURO solution, パシフィックサプライ（株））
筋電導出電極と電気刺激電極は同一
→促通したい筋に正確に電気刺激を与える
　ことが可能
随意筋電量に比例した電気刺激が可能
　　　　　　　＋
手関節固定装具（手関節中間位・対立位の保持）
/ Long
/Short oppnens

電極は総指伸筋と固有示指伸筋上におく

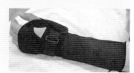
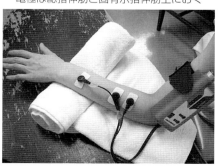

随意運動介助型電気刺激装置と手関節固定装具（長対立装具）を1日8時間装着し，刺激装置はアームケースに収納し携帯する．訓練のみならず，日常生活での麻痺肢の使用を積極的に促す．手指機能に応じて短対立装具なども併用する．

❶ HANDS therapy とはどんな治療法？

therapy（Hybrid Assistive Neuromuscular Dynamic Stimulation therapy）である[5]．

HANDS therapy は，脳卒中片麻痺患者における上肢機能を改善させる目的で開発された新たな治療法で，後述する随意運動介助型電気刺激装置と上肢装具を1日8時間装着し，3週間行う治療法[5,6]である（図❶-1）．

HANDS therapy で用いる随意運動介助型電気刺激装置は，随意運動を介助するための電気刺激，つまり"assistive stimulation"という概念である．これは訓練でたとえると，自動運動介助に近い．つまり，運動の主体は患者自身が行うアクティブな運動であり，その運動を装具と随意運動介助型電気刺激が正しい方向で動きを出しやすいように手伝い，目的とする動作を獲得していくという考え方である．そのため，電気刺激のみで他動的な運動を再現することが目的ではない．そういう意味では，代償的に電気刺激を用いて他動的に特定の動作を行わせる機能的電気刺激のような使い方とは異なり，あくまでも患者自身により麻痺側上肢機能を改善させる治療的な介入方法といえる．

図❶-2　随意運動と電気刺激の概略図

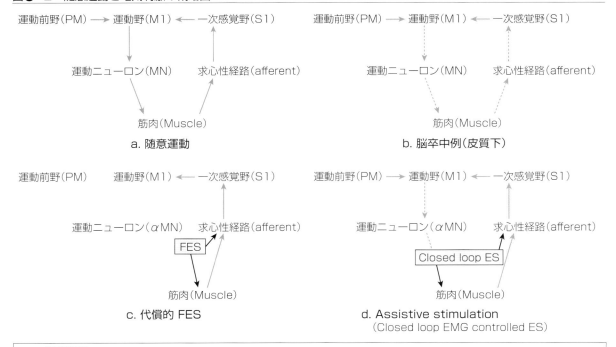

a. 随意運動
b. 脳卒中例
　　麻痺により下行路の機能は低下，麻痺による動きは低下しているので上行路へのインプットも低下する．
c. 代償的 FES
　　従来の FES では運動野，運動前野などの活動と電気刺激がリンクされておらず，open loop となっている．
d. Assistive stimulation（Closed loop EMG controlled ES）
　　筋電によって制御する電気刺激装置では，電気刺激は随意運動にあわせて行われるため，刺激は運動野，運動前野との活動と同期し，さらに感覚野からの入力も増強するため，運動野可塑性を誘導するために重要な sensory-motor integration が行われる．

図❶-2に随意運動ならびに電気刺激治療における神経機構の概略図を示す．随意運動においては運動前野（PM）と一次感覚野（S1）から運動野（M1）への投射があり，運動による麻痺の回復過程における脳の可塑的変化には，この運動前野と一次感覚野からの運動野への入力が重要とされている（図❶-2a, b）．いわゆる代償的なFESでは，運動の開始は麻痺肢の随意運動によらないので，電気刺激によって行われる運動は感覚入力を増やし，一次感覚野（S1）から運動野（M1）への入力を増やすが，運動野（M1）の活動ならびに運動前野（PM）との活動とはリンクしておらず，運動ループはopen loopとなっている（図❶-2c）．それに対して，HANDSで用いられる随意運動介助型電気刺激の場合では，電気刺激は患者自身の標的筋の筋活動に応じて行われるので，運動前野（PM）ならびに運動野（M1）の活動と同期して標的筋が刺激される．そして電気刺激と実際の筋の活動により，感覚入力が増加して一次感覚野（S1）から運動野（M1）への入力が増え，運動ループはclosed loopとなる（図❶-2d）．

ただし，HANDS therapyは電気刺激による反復訓練を目的とするものではなく，電気刺激や装具を用いて，患者自身の随意運動（主な標的は手指伸展動作）を訓練の場面だけでなく，日常生活での麻痺肢の使用を通じて促し，機能を回復させる治療法である．TESとして随意運動介助型電気刺激装置を用いて筋促進訓練を行うだけの治療法とは異なることを強調したい．

❷ HANDS therapyによって再建する機能は？

日常生活に使用する手指の基本的な機能を考えると，上肢近位に関して重要なのはリーチであるが，手指に関しては「握る・離す」（grip and release），「つまむ・離す」（pinch and release）である（図❶-3）．図❶-3の下段では箸を使う，新聞のページをめくる，服のボタンをはめる動作であるが，いずれも手指の形は共通で，母指と示指でのピンチであることがわかる．

指を伸ばすことが困難な「集団屈曲」レベルの患者でも，表面筋電図で筋活動を計測すると，手指伸筋群の筋活動を認める例が存在する．このような患者では手指屈筋群の同時収縮が著明であり，伸ばそうと思っても指が曲がってしまうので，握りこんだままとなり手は使えない．このような集団屈曲レベルの患者では，短対立装具を作成することにより，母指と示指のスペースを開けて対立位を再建すると，集団屈曲レベルの患者でも「つまむ」動作が可能となり，痙縮をコントロールすることで脱力により「離す」ことが可能となる．さらに，離そうとしたときに手指伸筋群を電気で刺激することが可能であれば，より離しやすくなり，日常生活での使用が可能となる．

このため，HANDS therapyでは装具によって痙縮をコントロールし，さらに装具により対立位をとらせることで，「つまむ」動作をしやすくする．また，随意運動介助型電気刺激で手指伸筋群の筋活動にあわせて手指の伸展を誘導し，離しやすくする．これらにより，リーチ動作と組み合わせた動作のなかで，「握る・離す」（grip and release），「つまむ・離す」（pinch and release）をやりやすくし，日常生活のなかで獲得する動作として，徹

図❶-3 日常生活に必要な手指機能

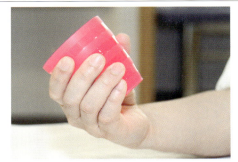
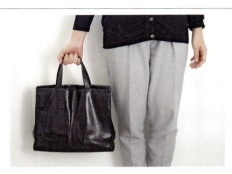
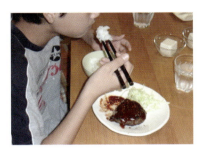
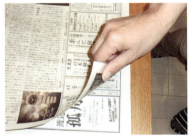
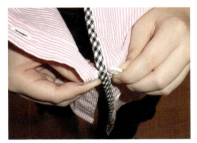

底的に使わせることができる．重要なことは，日常生活のなかで8時間，麻痺レベルに応じて麻痺手を使うことを十分に指導して，日常生活に即した使用を獲得してもらうことである．まずは，麻痺した手をアシストしながら使ってもらうことが重要である．

　手指運動機能の実用性を改善させるためには，日常生活での使用が必要不可欠である．HANDS therapy は麻痺手の使用を少し手伝うことにより，日常生活での使用を獲得させ，実用的な改善を図る治療法である．繰り返すが，HANDS therapy における電気刺激は"assistive stimulation"（アシストするための刺激）であり，あくまでも電気刺激や装具でやりやすいように手伝うが，運動の主体は患者自身であることを忘れてはならない．よって FES のように動作そのものを電気刺激で動かすのではなく，あくまでも患者の麻痺レベルに応じたアシストととらえることが重要である．

❸ HANDS therapy には何が必要？

随意運動介助型電気刺激装置

　HANDS therapy で用いる随意運動介助型電気刺激装置（MURO solution，パシフィックサプライ社製，図❶-4）は，村岡により開発された装置である[4]．随意運動介助型電気刺激装置では標的筋の随意筋電量に比例した電気刺激が可能である．装着時には標的筋を動かそうとしたときのみ電気刺激が流れ，随意収縮をやめれば刺激は止まる．よって刺激強度，刺激時間は患者自身の随意収縮によりコントロールされ，一度設定をすれば，患者自身がスイッチを操作する必要はない．刺激は標的筋に力を入れているときだけ与えら

図❶-4 随意運動介助型電気刺激装置セット

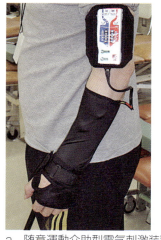
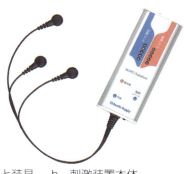
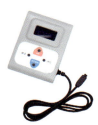

a. 随意運動介助型電気刺激装置と装具　b. 刺激装置本体　c. 親機

図❶-5 電極設置の一例

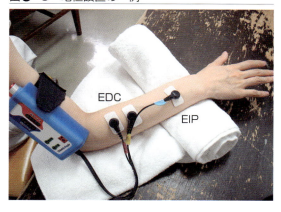

れ，力を抜けば刺激は止まる．すなわち，刺激はオンデマンドに与えられる．よって随意運動介助型電気刺激装置は長時間の装着が可能である．また筋電をピックアップする電極から刺激が与えられるので，適確に標的筋への刺激が可能である．電極はディスポーザブル電極を使用する．選択的な筋の刺激が可能なように，電極の大きさはあまり大きくないほうが好ましい．

図❶-5では筋電用電極一対を総指伸筋（extensor digitorum communis：EDC）に置き，刺激電極の一つを固有示指伸筋（extensor indicis proprius：EIP）に置いている．この電極の配列では，EDCに置いた電極がEDCの筋活動を感知すると，刺激はEDCとEIPに置いた電極の間を流れる．よって刺激はEDCとEIPに流れ，指の伸展を促通する．

装具

HANDS therapyでは，随意運動介助型電気刺激装置とともに装具を用いる（図❶-6）．用いる装具は，いわゆる長対立装具である（図❶-6c）．状態に応じて，短対立装具（図❶-6a）と手関節固定装具（図❶-6b）に分ける場合もある．

HANDS therapyの目的は，機能回復による日常生活での麻痺肢の実用性の改善である．上肢の機能を考えた場合，日常での実用性を改善させるためには，近位ではリーチング動作，手指機能では「握る・離す」（grip and release），「つまむ・離す」（pinch and release）が重要である．これらの機能の再建には，手指伸展機能だけでなく母指の対立位の保持や掌側支えによる手掌アーチの再建が重要である．

機能的な手の形は中手関節軽度屈曲，母指対立位で母指と示指の間のスペースがある状

図❶-6　HANDS therapy で用いる装具

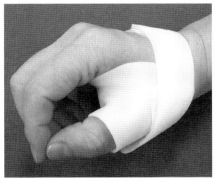

a. 短対立装具

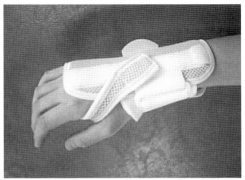

b. 手関節固定装具（シグマックス社製）

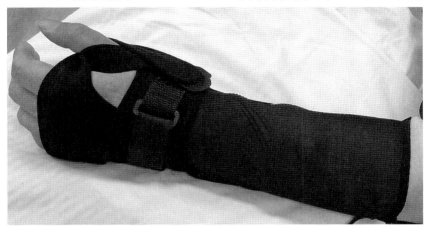

c. HANDS therapy 用に開発された長対立装具（パシフィックサプライ社製）

> 素材は通気性にすぐれたものを使用．手部のベルトにより対立位などの機能的肢位の調整が可能となる．HANDS therapy 終了後にも装具のみの使用により痙縮のコントロールが可能となる．

態である．この基本的な母指対立位をとらせるためには，短対立装具（図❶-6a）が有効である．また手関節固定装具（図❶-6b）により手関節を中間位に保持することで痙性抑制効果が得られ，屈筋共同運動パターンの患者で随意運動時の屈筋群の過剰な筋活動を抑制できる（図❶-7）．さらに1日8時間の装着により自動運動可動域ならびに痙縮の改善を認めることが報告されている[7]．日中の活動時に装着することにより日常生活の諸動作による上肢筋緊張の増強を抑制し，連合反応などの出現も抑制することが可能である．痙縮の抑制効果は手関節のみならず，手指，肘，肩にも及ぶ．機序に関しては持続伸張による単シナプス反射の抑制のみならず，typeⅡ求心性神経線維を介する多シナプス性脊髄反射による共同筋に対する抑制効果の関与も示唆されている[8]．

また手指の伸展が困難な患者では，いわゆる tenodesis action を使い，手関節の掌屈により指を伸展させることが多い．HANDS therapy では手指の伸展を促すことが一つの目的であるので，tenodesis を使ってばかりでは，一向に手指伸筋群の活動は強化されない．よって，そのような場合には，「つまむ・離す」という一連の動作はやりにくくはなるが，

図❶-7　手指伸展時の筋活動

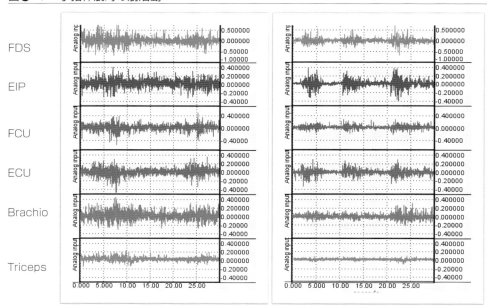

手関節固定装具なし　　　　　　　手関節固定装具装着

あえて最初は手関節を固定することにより，手指伸筋群の活動により手指伸展が可能となり，手指機能の改善が見込まれる．

HANDS therapy はどんな効果があるの？

上肢・手指機能の改善

　片麻痺の上肢機能に関しては，「動くが使えない」ということが問題になる．ある特定の肢位でのみ手指伸展が出ても，それは動くようにはなるが，使えないということになる．また，様々な治療効果の検討で運動機能スコアの改善がアウトカムとして出されるが，間違ってはいけないのは，こうした運動機能スコアを良くすることが目的ではないということである．分離運動レベルの手指機能が良くなれば運動機能スコアも良くなり実用性も改善するが，共同運動レベルでは，スコアは改善しても実用性には何ら変わりがなく，相変わらず「使えない」ということが多い．HANDS therapy の目的は，共同運動レベルの比較的重い麻痺手でも使いやすくして，日常生活での使用を促し，長期的な実用性を獲得することである．

　実際に，慢性期の重度〜中等度脳卒中片麻痺患者20名に3週間のHANDS therapy を行い，その前後において，①上肢実用性（コップで水を飲む，ページをめくる），②手指運動機能（Stroke Impairment Assessment Set：SIAS 手指機能）[9]，③痙縮（Modified Ashworth scale：MAS）を検討すると，手指機能は有意に改善し，上肢実用性に関して

図❶-8　日常生活使用頻度の変化

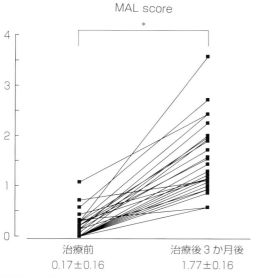

図❶-9　麻痺側上肢活動量の変化

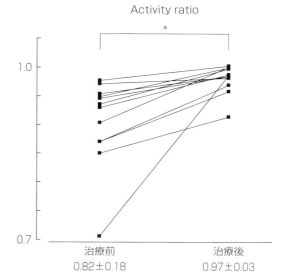

も有意に改善を認め，さらにその効果の改善はHANDS therapyが終了した3か月後まで持続していた[1]．さらに，慢性期脳卒中片麻痺患者30名において，上肢使用頻度をMotor Activity Log 14（MAL-14）[10]（日常生活動作14項目における麻痺手使用頻度を0:（全く使わない〜5：発症前と同じくらいの使用で評価し，その平均点で示す）で評価し，さらに実際の上肢活動量を腕時計型加速度計で計測した結果でも，HANDS therapy後には上肢使用頻度の増加を認め，さらに加速度計による麻痺側上肢の活動量も増加を認めていた（図❶-8，9）．

さらに2011年にはShindoら[11]がRandomized Control Trial（RCT）を亜急性期の患者で行い，Fugl-Meyer上肢運動項目の改善は装具のみを使用した対照群と比較し有意な改善を認め，特に手指機能の顕著な改善が認められたと報告している．

実際の動作では，HANDS therapyのターゲットである上肢のリーチ動作と組み合わせた「つまむ・離す」（pinch and release）の改善により，「ペットボトルの蓋を開ける」「コップを持つ」，「物をとる」，「ティッシュをとる」，「小袋をつまんで開ける」，「新聞，雑誌，本のページをめくる，おさえる」「麻痺手でタオルを持って拭く，洗う」「歯磨き粉をつける」，「衣類をたたむ」，「ボタンをはめる」，「チャックの上げ下ろし」，「パンを持つ」，「食器を持つ」「フォーク，スプーンを使う」，「介助用の箸を使う」，「ひもを結ぶ」，「引き戸

を開ける」,「財布からお金を取り出す際に麻痺手で財布を持つ」,「マウスを操作する」「エンターキーを押す」などの動作がやりやすくなり,さらには「書字」や「傘を持つ」などの動作が可能となる場合がある.

発症時期による効果の違い

100例の慢性期脳卒中片麻痺患者での検討では,表❶-1に示すように発症後5か月～1年未満29例,1年以上3年未満31例,3年以上40例において,いずれの群においてもFugl-Meyer上肢運動項目得点(FMA)ならびにMotor Activity Log(MAL)14は有意な改善を認め,各群間における改善に差は認めなかった.

表❶-1 発症時期による改善効果

発症後期間	FMA		MAL	
	前	後	前	後
<1年 (29例)	33.2	41.1*	0.4	1.25*
1～3年(31例)	34	39.9*	0.52	1.0*
3年< (40例)	37.1	42.2*	0.4	1.25*

*$P<0.01$

❺ HANDS therapyの治療機序は？

中枢神経による運動機能障害の回復メカニズムを考えた場合には,代償的な動作によるパフォーマンス改善と神経学的な変化に基づく麻痺の改善が考えられる.神経学的変化に基づく麻痺の改善は,大別すると脳における可塑的変化と脊髄レベルでの可塑的変化によるものに分けられる.近年,中枢神経の可塑性が成人脳においても存在することが示され,脳の可塑性は大きな脚光をあびているが,運動機能の改善には脳の可塑的変化だけでなく脊髄レベルでの変化も重要であることを付け加えたい.

機能回復のリハビリテーションに際してはdose-dependent(量依存性)とtask specific(課題特異性)を考慮しなくてはならず,回復させようとする動作を必要十分な量でトレーニングすることが重要である.その点,HANDS therapyでは装具と電気刺激を日常生活で1日8時間,3週間使用することにより,目標とする「日常生活での実用性」にむけた充分量の訓練ができると考えられる.

脳の可塑的変化

脳損傷後の機能回復における脳の可塑的変化として,最も有力であるとされているのはunmaskingである.動物実験などからも,手指の領域を損傷した場合に,機能回復とともにマッピングエリアの変化が起こり,今までは肩や上腕などを支配していた運動野の部位が手指の支配領域に変わることが知られている.この変化は成人脳においても起こる.運動野のある領域は,特定の部位を支配しているが,それぞれの神経細胞は互いに,多くの介在ニューロンを介してシナプスを形成している.よって,本来肩を支配している領域

図❶-10 HANDS therapy による皮質内抑制（SICI の変化）

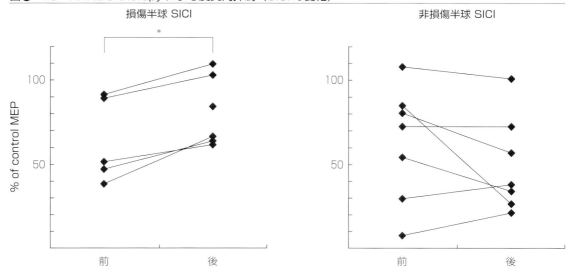

の神経は，その興奮を手指にも伝えることが可能である．しかしながら，通常は運動野内での抑制系の介在ニューロンにより他の部位への興奮伝導は抑制されている．運動野の手指の領域が損傷された場合には，手指を動かすために介在ニューロンによる抑制がとれ，興奮性が増大し，繰り返しの運動によりそのシナプス伝達効率が強化され，手指の支配領域となる．つまり，もともと存在しているが，普段は抑制されている経路が，抑制系の介在ニューロンによる抑制がとれることで unmasking され，働くようになる．この抑制系の介在ニューロンには GABA 作動性皮質内抑制系介在ニューロンがあり，運動によるパフォーマンスの改善などにも関与している[12]．GABA 作動性皮質内抑制は**経頭蓋磁気刺激二重刺激**（13 頁，Q&A 1）による short intracortical inhibition（SICI）として評価が可能である[13]．

筆者ら[5]は HANDS therapy 前後における経頭蓋磁気刺激二重刺激による SICI を評価している．その結果，HANDS therapy 後には非損傷半球運動野の興奮性に一定の変化はないが，損傷半球運動野における SICI の脱抑制が起こっていることが明らかとなっている（図❶-10）．つまり，HANDS therapy による運動機能の改善は脳の可塑的変化によって起こっており，その可塑的変化は運動野皮質内の抑制系介在ニューロンの脱抑制による興奮性の増大によるものと考えられている．

脊髄可塑性

集団屈曲レベルの患者でも手指伸筋群の筋活動が認められる場合がある．このような患者では，指を伸ばそうとしても手指屈筋群の著明な同時収縮があり，指を伸ばすことができず，かえって曲がってしまう（図❶-11 上段）．HANDS therapy により，この手指屈筋群の同時収縮が減り，手指伸展は容易になる（図❶-11 下段）．通常，我々は指を伸ばそうとして指の伸筋が活動すると，伸筋の活動は求心性 Ia 神経線維により脊髄に入り，脊髄において介在ニューロンを介して，拮抗筋である屈筋の前角細胞へ抑制をかける．よっ

第 1 部　HANDS therapy とは

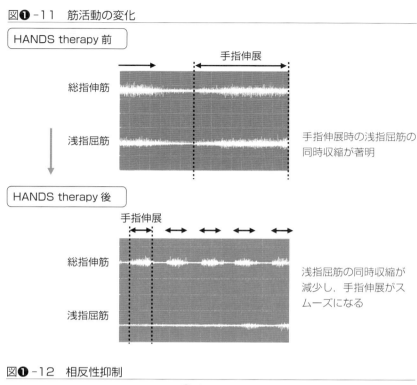

図❶-11　筋活動の変化

HANDS therapy 前
総指伸筋
浅指屈筋
手指伸展時の浅指屈筋の同時収縮が著明

HANDS therapy 後
総指伸筋
浅指屈筋
浅指屈筋の同時収縮が減少し，手指伸展がスムーズになる

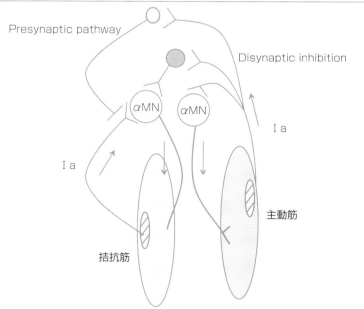

図❶-12　相反性抑制

て，我々が指を伸ばすときには瞬時に拮抗筋の活動が抑制されるので，スムーズな動きができる．この拮抗筋の活動を抑制する機構を相反性抑制という．相反性抑制は脊髄レベルで介在ニューロンを介して行われ，1〜2個のシナプスを介する 2 シナプス性相反性抑制ならびにシナプス前相反性抑制がある（図❶-12）．脳卒中片麻痺患者ならびに痙縮の患

者では，この相反性抑制がうまく効かなくなっている．この相反性抑制はH波（14頁，Q&A ②）を用いることにより電気生理学的に評価が可能である．

筆者らは橈側手根屈筋H波を用いた condition-test H reflex による脊髄相反性抑制（reciprocal inhibition：RI）[14] の評価を行っている[5]．HANDS therapy 前にはうまく機能していなかった2シナプス性相反性抑制ならびにシナプス前相反性抑制が治療後に機能するようになり，これが痙縮の改善，ならびに手指伸展運動時の拮抗筋である手指屈筋群の過剰な筋活動の抑制に寄与しているものと考えられた．

Dose dependent recovery

Schweighofer ら[15] はいわゆる片麻痺上肢の機能回復における Dose dependent recov-

Q&A 1　経頭蓋磁気刺激二重刺激とは？

Kujirai らは運動野を同一のコイルで連続2発刺激（paired-pulse stimulation）している．第1発は運動閾値下の条件刺激で，第2発は閾値上の試験刺激として，刺激強度としては第1背側骨間筋などでは1mV程度のMEPが安定して得られる刺激強度を用いる．条件刺激と試験刺激の刺激間隔（ISI）が1～6msでは，試験刺激で生じるMEP振幅が低下し，10～15msでは増大する．この抑制と促通は条件刺激に電気刺激を用いた場合や，試験刺激に電気刺激を用いた場合には認められず，またH波振幅には変化を認めなかった（図）．以上より，ここで得られた抑制や促通は皮質内の現象であると考えられ，皮質内の interneuron による皮質内抑制または皮質内促通であると考えられた．

試験刺激のみで得られる運動誘発電位（MEP）
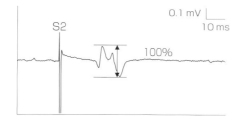

条件-試験刺激間隔2msでのMEP
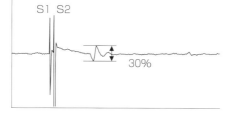

試験刺激のみで得られたMEPを100%とした場合，通常では条件-試験刺激間隔2ms，3msで二重刺激を行うとMEPの振幅は低下する．この低下がSICIである．GABAA作動性皮質内抑制が来ていれば，MEPの振幅は低下するが，抑制がとれた状態では振幅の低下は少ない．

条件-試験刺激間隔3msでのMEP
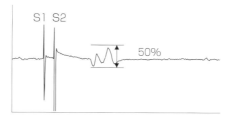

ery に関して，Functional Threshold（機能的閾値）の概念をシミュレーションにて検証している．麻痺手の上肢を訓練が終了した後にも使うようにするためには，その訓練回数が閾値（Threshold）を越えなくてはならない．これを Functional Threshold という．Functional Threshold を越えれば，訓練終了後にも麻痺側上肢の使用が持続するが，Functional Threshold を越えない場合にはその効果は持続せず，また患者は麻痺側を使用しなくなるというものである．

Schweighofer らは，同論文にて CI 療法とともに HANDS therapy において，治療が終わってからもその機能回復が維持され，麻痺側上肢の使用が維持または一部では増加する理由として，HANDS therapy 治療期間における麻痺肢の使用がいわゆる Functional Threshold を越えていることを推察している．

以上，数はまだ少ないが，エビデンスレベルの高い臨床研究による効果が確認されており，またその回復メカニズムに関しても，脳レベルだけでなく，脊髄レベルでも検討がなされている．HANDS therapy は前述した SICI ならびに RI とともに，その神経生理学的効果が明らかとされている数少ない治療法の一つであるといえる．

❻ HANDS therapy にあたって必要な理解は？

脳卒中片麻痺上肢の機能回復

脳卒中片麻痺患者の上肢機能の問題として，機能障害の回復が日常生活に必要とされる回復になかなか結びつかない点にある．いわゆる回復期リハビリテーション病院に入院となった脳卒中片麻痺患者 446 例で，実際に上肢機能がどれくらい良くなり，どれくらいの人が実際に麻痺手を使えるようになるのかを調べた結果では，日常生活で使用可能な実用

Q&A 2　H 波とは

H 波は H 反射とも呼ばれるが，筋の伸張反射である単シナプス反射を，電気刺激により引き起こして記録したものである．電気刺激により求心性のⅠa 線維が興奮し，このインパルスが脊髄へ上行しα運動線維を興奮させ，結果として筋肉の収縮が起こるのが H 波出現のメカニズムである．H 波は通常，下肢では脛骨神経刺激によりヒラメ筋，上肢では正中神経刺激により橈側手根屈筋から得られる．

Day らは橈側手根屈筋 H 波における相反性抑制を橈骨神経刺激を条件刺激に用いて検討している．その結果，刺激間隔 -0.5〜0.5 ms，10〜20 ms，75〜100 ms において H 波の相反性抑制を認めた．なかでも最大の抑制を認めたのは条件刺激を試験刺激と同時に刺激したときであった．典型例では，H 波は 50％程度まで抑制される．最初の抑制は条件刺激の強度が 0.75 × MT（運動閾値の 75％）で認められることより，Ⅰa 求心線維群を介していると考えられる．また条件刺激の中枢での遅延時間を考えると約 1 ms ほどの遅れがあり，2 シナプス性Ⅰa 抑制経路を介していると考えられる．また 2 番目の抑制相は主動筋のⅠa 終末によるシナプス前抑制と考えられている．

Day BL, Marsden CD, et al：Reciprocal inhibition between the muscles of the human forearm. J *Physiol* 349：519-534, 1984.

手を獲得するのは，36〜38％であった．

入院時のSIAS finger function test scoreが3以上のいわゆる手指の分離運動が可能な患者では，退院時にその90％以上は麻痺手でページをめくる，コップを口まで持っていくなどが可能な実用的な機能を獲得していたが，2以下の患者ではその実用性の獲得の可能性は低くなっていることがわかった（図❶-13）．すなわち通常のリハビリテーションにより，分離運動が出現している患者では適切なリハビリテーションで実用的な手の機能獲得が可能であるが，分離運動が出現していない例では通常のリハビリテーションによる麻痺手の実用性の獲得が非常に限られているのが現状であるということがいえる．

ただし，実用性の獲得は困難であっても，補助的な麻痺手の使用を指導することは，その後の拘縮予防や痛みの出現の予防，機能回復にとって重要である．客観的な評価に基づく機能的ゴールを明らかとして，機能障害に応じたゴールの設定とプログラムの作成が重要なことはいうまでもない．現在，新しい治療法が出現しており，従来に比べてより一層の機能改善が見込まれるようになっている．しかしながら，それぞれの治療法には必ず適応がある．正しい適応をもとに治療法を選択するべきである．筆者らが考える脳卒中片麻痺患者（上肢機能障害）に対する新しい治療戦略を示す（図❶-14）．

図❶-13　上肢機能の実用性の予後予測

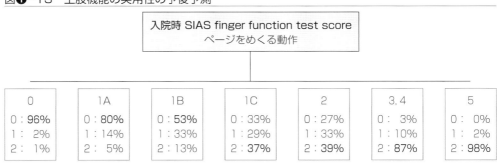

0：不可　1：一部可　2：可能

図❶-14　脳卒中片麻痺患者（上肢機能障害）に対する新しい治療戦略

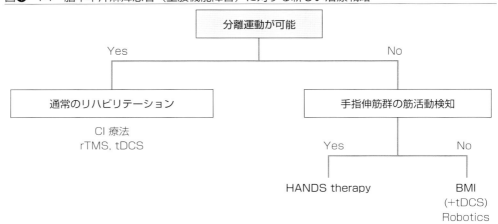

標的とする筋

体表面より刺激可能な手指伸筋群には総指伸筋（extensor digitorum communis：EDC），固有示指伸筋（extensor indicis proprius：EIP），長母指伸筋（extensor pollicis longus：EPL）がある．また，肩の挙上が困難な患者では三角筋や棘下筋（infra spinatus：ISP）などに電極を貼る．

①総指伸筋（EDC）（図❶-15）
起始：上腕骨外側上顆．
停止：第2～5指節骨底背面．
電極貼付位置：前腕回内，肘屈曲位で上腕骨外側上顆より遠位3～4横指に記録電極．橈側に寄りすぎると橈側手根伸筋を刺激してしまい，かえって tenodesis action により指を屈曲させてしまうので注意が必要．橈側手根伸筋縁より尺側寄り．

②固有示指伸筋（EIP）（図❶-16）
起始：尺骨幹背側下部1/2で，長母指伸筋起始部の遠位で起こる．

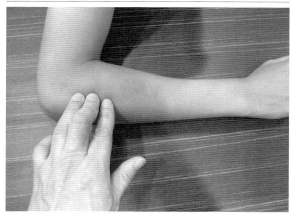

図❶-15　総指伸筋（EDC）

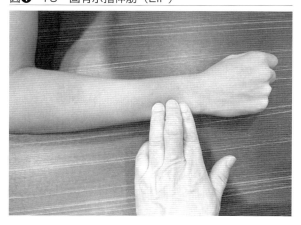

図❶-16　固有示指伸筋（EIP）

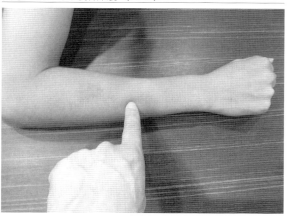

図❶-17　長母指伸筋（EPL）

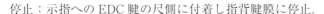

停止：示指への EDC 腱の尺側に付着し指背腱膜に停止．
電極貼付位置：前腕回内位で尺骨茎状突起より 2〜3 横指近位部で尺骨橈側縁．
③**長母指伸筋（EPL）（図❶-17）**
起始：尺骨幹中部 1/3 背側で，長母指外転筋の起始の遠位部．
停止：母指末節骨底背側．
電極貼付：前腕回内位で，前腕中央部で尺骨の橈側縁．

表面筋電図の基礎

　随意運動介助型電気刺激装置では患者の随意筋電を記録し，それにあわせて刺激が与えられる．よって正しく標的筋の筋電を記録することが必要である．表面筋電図による筋電の記録は記録電極と基準電極による双極導出によって行われ，記録電極と基準電極の間の電位差が活動電位として記録される．電極配置は筋線維に沿って平行に置く．電極間距離が広いと，広い範囲の筋肉の活動を拾うことになり，近傍筋からの筋活動の混入，いわゆる cross talk を拾ってしまい，特異性がなくなる．つまり標的とする筋肉以外の筋肉の活動を拾ってしまうので，適切なタイミングで刺激が行われなくなる．よって HANDS therapy においてはこの cross talk をできるだけ避け，標的筋の筋電を正確にとらえるために，電極間距離は 2〜3 cm とする．また電極の大きさも，前述したように前腕の筋肉は密接に存在しているので，大きな電極を用いるとその判別が困難となる．また電極自体の動きやケーブルの揺れによるアーチファクトの影響を除くために，固定には配慮を要する．そこで，HANDS therapy では装具によって電極を覆い，固定をしっかりとして，アーチファクトを防いでいる．

電気刺激の基礎

　筋肉の閾値は神経線維より高い．よって通常は，電気刺激は神経を刺激している．神経筋接合部が多く存在する motor point を刺激するのが効率的な電気刺激の方法である．また運動神経より感覚神経の閾値のほうが低い．前述した電気刺激の効果においても，随意運動にあわせて Ia 求心性線維などの感覚神経を刺激することが脊髄レベルでの変化や中枢性の変化を起こすのには重要であり，そういう観点から治療的な HANDS therapy の場合には，FES とは異なりあまり強い刺激強度を用いる必要はない．
　EDC などを強く刺激すると，表面電極での刺激であるため，近傍の橈側手根伸筋なども刺激されてしまい，かえって手関節背屈により指は屈曲して目的とする手指伸展が行いにくくなるので注意が必要である．

痙縮の基礎

　Lance の定義[16] によれば，歴史的には痙縮とは，「腱反射の増加を伴う速度依存性の伸張反射の増加」であり，上位運動ニューロンの障害によって生じる一つの症状である．近年の研究に基づき，Pandyan は痙縮を「上位運動ニューロン病変により，間欠的または持続する不随意な筋活動をきたす感覚―運動制御の障害」と定義している[17]．
　神経生理学的には，痙縮筋の伸張に伴い typeⅠおよびⅡ求心性線維が興奮し，単シナ

プス性または多シナプス性に前角細胞の興奮が増加し，α運動ニューロンが発火することにより，伸張反射の亢進ならびに間欠的または持続的な不随意の筋活動が生じる．Iaの興奮性に関しては，筋紡錘におけるγニューロンの活動により制御されている．臨床的に問題となる痙縮は，主動筋の筋活動に伴う間欠的または持続的に生じる拮抗筋の不随意な活動である．

通常の単関節運動の場合，主導筋の収縮に伴い，Iaからの求心性インパルスが発射され，脊髄に入り，脊髄レベルでシナプスを乗り換えて，拮抗筋を支配するα運動ニューロンに対して抑制に働く．これが相反性抑制（reciprocal inhibition：RI）である（12頁，図❶-12）．この相反性抑制がうまく効いていない状態が，我々が普段臨床で経験する拮抗筋の同時収縮である．この場合，相反性抑制が改善されると拮抗筋の筋収縮が減少し，関節運動が改善し，さらに拮抗筋の筋活動による主動筋への抑制がとれる．このため，主動筋の筋活動も増加し，機能的な改善を認めることになる．

臨床的に痙縮の評価として用いられるModified Ashworth scale（MAS）は，他動運動時の抵抗を痙縮として評価している．よって，MASで評価している痙縮にはいわゆる筋の硬さ（stiffness）の影響もあり，臨床的に痙縮を考えた場合には，相反性抑制やstiffnessに対しても考慮が必要である．

痙縮に対する電気刺激は，痙縮筋を標的とする方法と拮抗筋を標的とする方法がある．現在のところ，痙縮筋に対する拮抗筋を標的として行うのが一般的である．神経のうち，電気刺激によりまず興奮するのは径の太いIa感覚神経である．このIa求心性線維を刺激することにより，脊髄での相反性抑制介在ニューロンを刺激して，相反性抑制を増強して，痙縮筋の前角細胞の興奮性を抑制しようとするのが，電気刺激による痙縮の抑制である．その機序から考えると，刺激の強さはIaを介した相反性抑制を増強するためには運動閾値程度でよい．

また電気刺激の場合，刺激頻度によって効果は異なる．脊髄レベルでの相反性抑制の可塑的変化を誘導するためには，下肢に関しては，通常行われているような低周波で一定の周期で刺激を与えるよりは，100 Hzの高周波を1.5〜2秒おきに間欠的に腓骨神経に行うPatterned electrical stimulation：PES（図❶-18）が優れている[18]．このPESによる脊髄相反性抑制の可塑性は，皮質運動野からの下行性経路の活動の影響を受けることが確認されている[19]．よって，電気刺激にあわせて随意運動を行うことによりdescending volleyを増加させることが痙縮の改善ならびに上肢運動機能の改善にとって重要である．脊髄介在ニューロンにおけるシナプス可塑性に関しては，末梢からの刺激とあわせて運動野からの入力が重要な役割を果たしており，運動野からの入力なしには，電気刺激の効果は一時的なもので，持続効果が少ないことを裏付けている．よってHANDS therapyのように，随意運動にあわせて電気刺激を行うことがよいと考えられる．

【禁忌・注意事項】

ペースメーカーなどの体内埋め込み式医療機器の使用例では，電気刺激は禁忌とされている．また末梢神経障害では，脱神経状態からの回復段階においては電気刺激により過負荷となり，逆に前角細胞を消失させる可能性があるので，適応の決定には詳細な評価が必要である．

図❶-18 Patterned electrical stimulation (PES)

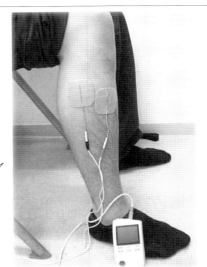

歩行中の afferent burst を模擬

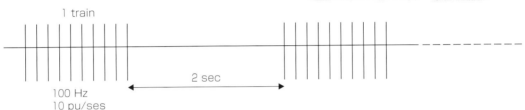

1 train
2 sec
100 Hz
10 pu/ses

　長時間の電気刺激を使用する場合には，電極位置のずれや発汗による伝導効率の低下に注意が必要である．振戦やジストニアなどの不随意運動がある場合には，随意運動介助型電気刺激装置の使用により増悪する可能性があるので注意を要する．

上肢機能の評価

　治療に際しては，治療効果の評価が必須である．評価においては信頼性と妥当性が確立されていることが重要であり，評価方法の詳細が明らかとなっているものが望ましい．上肢機能の評価に役立つ評価方法を下記にあげる．

① Fugl-Meyer 上肢運動項目

　Fugl-Meyer らにより開発された評価法[20]で，世界中で使用されている標準的な機能障害評価法である．ヨーロッパにおける多施設共同研究のために作られたマニュアルが存在し，日本語訳もなされている[21]．上肢運動項目を表❶-2 に示す．

② Motor Activity Log : MAL

　MAL は患側の ADL の使用状態の評価方法として用いられている．わが国では高橋らが日本語訳を作成し，信頼性・妥当性を検討している[22]．表❶-3 にその項目と評価方法を示す．

③ Box and Block test

　1 辺 2.5 cm の木のブロックを 15.2 cm の高さで仕切られた箱から箱へ移動させ，1 分間に運べた数をカウントする．課題としては簡単であり，点数化も個数のため容易である．

第1部 HANDS therapy とは

表❶-2 Fugl-Meyer Arm score

患者名： 　　　　　　　　　　　　　　　　場所：
評価者名： 　　　　　　　　　　　　　　　日付：
評価上肢：左 □ or 右 □

A　肩-肘-前腕（座位）		
Ⅰ　反射 　　上腕二頭筋，三頭筋，手指屈筋	反射なし　　　　　　　　　　　　　　　　　　　□0 上腕二頭筋／または手指屈筋に反射あり　　　　□2 反射なし　　　　　　　　　　　　　　　　　　　□0 伸筋に反射あり　　　　　　　　　　　　　　　　□2	/4
Ⅱ　動的共同運動における随意運動 　　（患者は背もたれに背中をつけて座る） a）屈筋共同運動：肩を引いて「手を（同側の） 　　耳までもっていく」 　　　　　　　　　　　　　　　　前腕 　　　　　　　　　　　　　　　　肘 　　　　　　　　　　　　　　　　肩 b）伸筋共同運動：屈筋共同運動の位置（必要 　　であれば支持をして）から手を反対の膝へ 　　置く．膝が離れていることを確認する 　　　　　　　　　　　　　　　　前腕 　　　　　　　　　　　　　　　　肘 　　　　　　　　　　　　　　　　肩	なし　部分的　完全 回外：□0　　□1　　□2 屈曲：□0　　□1　　□2 外旋：□0　　□1　　□2 外転（90度）：□0　　□1　　□2 挙上：□0　　□1　　□2 引き上げ：□0　　□1　　□2 回内：□0　　□1　　□2 伸展：□0　　□1　　□2 内転＋内旋：□0　　□1　　□2	/18
Ⅲ　動的屈筋共同運動と伸筋共同運動の混合随意運動		
a）手を腰へ 　　「手を後ろへ回してください」 　　患者はいすの背もたれの前に座る	手は上前腸骨棘より後ろへ行かない　　　　　　　□0 重力を用いることなく手は上前腸骨棘を越える　□1 完全に可能　　　　　　　　　　　　　　　　　　□2	
b）肩屈曲0〜90度 　　肘は伸展位で前腕中間位にして「親指を上にして， 　　伸ばした手を上にあげてください」と指示する 　　評価者は開始肢位をとらせるために介助してもよい	上肢はすぐに外転するか肘が屈曲する　　　　　　□0 上肢はすぐには外転せず，肘も屈曲しない　　　　□1 完全に可能　　　　　　　　　　　　　　　　　　□2	
c）前腕回内外 　　肘90度屈曲，肩屈曲0度 　　患者は介助なしにこの肢位をとらなければならない 　　関節可動域に合わせて採点する 　　上腕肩甲関節による代償動作に注意する	開始肢位にすることが不能または回内外が不能　□0 開始肢位とすることは可能で運動中も保持は 可能だが回内外は制限　　　　　　　　　　　　□1 完全に可能　　　　　　　　　　　　　　　　　　□2	/6

From: ARM Arm Rehabilitation Measurement, © Thomas Platz, 2005

（つづく）

❻ HANDS therapy にあたって必要な理解は？

表❶-2 つづき

Ⅳ 共同運動なしの随意運動		
a) 肩外転 0 〜 90 度 肘伸展位，前腕回内位 評価者は開始肢位をとらせるために介助してもよい	すぐに前腕回外または肘屈曲 運動は不完全，または肘が屈曲，または前腕の 回内位の保持が困難 完全に可能	□ 0 □ 1 □ 2
b) 肩屈曲 90 〜 180 度 肩外転 0 度で肘は伸展位，前腕中間位で「親指を上 にして伸ばした手を上げる」 開始位置をとらせるために評価者は介助してもよい	すぐに肩外転または肘屈曲 すぐには肩外転または肘屈曲は認めない 完全に可能	□ 0 □ 1 □ 2
c) 前腕回内外 肘は伸展位で，肩は 30 〜 90 度屈曲位 支持なしで患者はこの位置に達する必要があり他動 的 ROM に応じて採点する 上腕肩甲関節による代償には注意が必要	開始肢位とすることができない，または回内外が不能 開始肢位とすることはできるが，運動中に保持 することができず，回内外に制限あり 完全に可能	□ 0 □ 1 □ 2　/6
Ⅴ 正常反射 前項目（Ⅳ）の合計が 6 点の場合のみ評価する	a) 評価せず 　（Ⅳの項目の合計点が 6 点未満のため） b) 評価する 　3 つのうち 2 つの反射は著明に亢進している 　1 つの反射が著明に亢進している，または 　2 つがやや亢進 　反射の亢進は認めず	□ 0 □ 0 □ 1 □ 2　/2
B 手関節 それぞれ，肘屈曲 90 度，肩屈曲 0 度の肢位と，肘完全伸展位，肩軽度屈曲位の肢位で行わなければならない．評価者はこの肢位をとらせ，保持させるために介助してもよい．		
a) 手関節背屈 15 度保持 肩屈曲 0 度，肘屈曲 90 度，前腕は最大回内	指示された角度までの手関節の背屈は困難 抵抗なしであれば指示された肢位は可能 わずかな抵抗に抗して指示された肢位の保持が可能	□ 0 □ 1 □ 2
b) 手関節の最大掌屈-背屈の繰り返し 肩関節は屈曲 0 度，肘は屈曲 90 度，前腕は回内位． 他動的 ROM に応じて採点	繰り返しの随意運動は不能 随意運動の範囲は他動的関節可動域より小さい 各部位において十分に適切な運動が行われる	□ 0 □ 1 □ 2
c) 手関節背屈 15 度保持 肩関節軽度屈曲外転位，肘伸展位，前腕回内位	指示された肢位までの手関節背屈は不能 抵抗なしで指示された手関節肢位をとることは可能 ある程度の抵抗に抗して指示された肢位を保持 することが可能	□ 0 □ 1 □ 2
d) 手関節掌屈，背屈の繰り返し 肩関節は軽度屈曲外転位，肘関節伸展位，前腕回内位 他動的 ROM に応じて採点	繰り返しの随意運動は不能 随意運動の範囲は他動的 ROM の範囲より小さい 各部位で十分適切な運動が行われる	□ 0 □ 1 □ 2
e) 手関節分回し運動 肩関節 0 度，肘関節屈曲 90 度 評価者は前腕を支えてもよいが，動きを抑えないよ うにする．	不能 拙劣または不完全な動き 各部位において十分適切な動きが行われる	□ 0 □ 1 □ 2　/10

From: ARM Arm Rehabilitation Measurement, © Thomas Platz, 2005　　　　　　　　　　　　　　　　　　　　　（つづく）

表❶-2 Fugl-Meyer Arm score（つづき）

C　手		
7項目を評価する．5つは異なる握り動作（異なったタイプの筋の協調運動）である．このセクションのFugl-Meyer testは患者自ら行う運動の能力に焦点を絞っている．必要であれば，評価者は肘を90度に保つように支えてもよいが手関節は支えてはいけない．		
a）手指屈曲	屈曲しない 十分ではないがある程度屈曲する 非麻痺側と同程度に十分な自動屈曲	□0 □1 □2
b）手指伸展 　　最大屈曲位（他動的）から	不能 十分ではないがある程度の伸展または，集団屈曲握りから自ら開くことが可能 非麻痺側と同程度に十分な自動伸展運動	□0 □1 □2
握りテスト 　すべての握りテストは自動運動（握る）と静止運動（抵抗に抗して保つ）という明確に区別された要素からなる．指示された肢位は課題中に保持されなければならない．		
c）握りA：MCP伸展，PIPとDIP屈曲 　　握りは抵抗に抗して保持されなければならない	指示された肢位は不能 弱い握り 比較的強い抵抗に抗して握りを保持	□0 □1 □2
d）握りB：示指と拇指伸展位 　　（拇指と示指を伸ばした状態で，親指の掌側と示指の中手骨で水平方向に引っ張る力に抗して紙片を保持）	機能的に遂行困難 引っ張らなければ紙片を保持可能 引っ張られても紙片を保持可能	□0 □1 □2
e）握りC：拇指-示指　指腹つまみ 　　（拇指と示指の指腹で鉛筆を上方へ引っ張ることに対して保持する）	機能的に不能 抵抗がなければ鉛筆は保持 引っ張られても鉛筆は保持	□0 □1 □2
f）握りD：拇指と示指の掌側を対立 　　（円筒上の物を，上方への引っ張ることに抗して保持する）	機能的に不能 引っ張られなければ保持は可能 引っ張られても保持は可能	□0 □1 □2
g）握りE：球体握り 　　（テニスボールを握って，下方への引っ張りに抗して保持する）	機能的に不能 引っ張られなければテニスボールを保持することが可能 引っ張られてもテニスボールの保持は可能	□0 □1 □2

/14

From: ARM Arm Rehabilitation Measurement, © Thomas Platz, 2005　　　　　　　　　　　　　　　　（つづく）

❻ HANDS therapyにあたって必要な理解は？

表❶-2 つづき

D 強調/スピード				
指鼻試験 開始肢位では肘は最大伸展，肩は90度外転				
a）振戦	著明 □0	軽度 □1	なし □2	
b）測定障害（Dysmetria）	著明 または 一定しない □0	わずか， 一定している □1	なし □2	
c）時間 健側との差	＞6秒 □0 右時間： 　　　秒	2～5秒 □1 左時間： 　　　秒	＜2秒 □2	/6
	上肢運動機能の合計			/66

H 感覚				
a）触覚 　両方の上肢ならびに手掌で軽く触り，同じような質，強さで感じているかどうかを尋ねる 　触覚は以下のように採点する 　0：感覚脱失 　1：感覚低下，異常感覚 　2：正常				
前腕掌側 手掌	□0 □0	□1 □1	□2 □2	

From: ARM Arm Rehabilitation Measurement, © Thomas Platz, 2005

第 1 部　HANDS therapy とは

表❶-3　Motor Activity Log（MAL）

	AOU	QOU
本/新聞/雑誌を持って読む		
タオルを使って顔や体を拭く		
グラスを持ち上げる		
歯ブラシを持って歯を磨く		
髭剃り/化粧をする		
鍵を使ってドアを開ける		
手紙を書く/タイプを打つ		
安定した立位を保持する		
服の袖に手を通す		
物を手で動かす		
フォークやスプーンを把持して食事		
髪をブラシや櫛でとかす		
取っ手を把持してカップを持つ		
服の前ボタンをとめる		

AOU（MAL の Amount of use）
　0 まったく使用しない
　1 発症前の 5％
　2 発症前の 25％
　3 発症前の 50％
　4 発症前の 75％
　5 発症前と同様

QOU（MAL の Quality of movemert）
　1 まったく使用しない
　2 動かすが動作の助けになっていない
　3 使用するが，動きは不十分
　4 動きはほぼ正常だが，スピードと正確さにかける
　5 発症前と同様同様

（高橋, 道免・他, 文献 22, 2009）

こちらも Fugl-Meyer 上肢運動項目と同様に細かなマニュアルが存在し，日本語訳もなされている[21]．

④ ADL チェック表

　筆者らは，第 2 部で紹介する ADL チェック表（43 頁，表❷-3）を用いて，患者さんが日常生活の場面でどのように，どれくらい手を使っているかを評価している．このチェック表を付けることにより，日常生活における現在の麻痺手の使用状況を知り，次の目標として，どういう場面でどのような使い方をすればよいかがわかるようになっている．これにより HANDS therapy を用いた場合に，日常生活でどの場面でどのように使わせるかが計画しやすくなる．

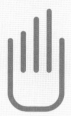

第 2 部
HANDS therapy の方法

患者さんの適応判断は？

HANDS therapy の適応

　HANDS therapy が対象となる患者は，SIAS[9] の finger function test score で 1 A（集団屈曲可能レベル）から 3 点（分離運動は可能だが拙劣）までとなる．痙縮の影響もあり，繰り返し動作では伸展が困難になる例では，分離運動が可能なレベルでも適応となる．また，日常生活で使うことを考えると近位筋の機能も重要であり，同じく SIAS の knee-mouth test が 2（麻痺手を胸の高さまで挙げることができる）以上が必要である．またその機序から考えると，Ia 求心性線維からの感覚入力が非常に重要であり，さらに実用性を考えると位置覚がある程度保たれていることが必要である．
　また，HANDS therapy では随意運動介助型電気刺激装置と装具を装着して，ADL における使用を 1 日 8 時間行う必要があるため，訓練プログラムを遂行できるだけの理解や

表❷-1　HANDS therapy の適応

・脳卒中による片麻痺患者（失調や不随意運動は除く）．
・杖，装具は使用していても構わないが，歩行が一人で可能なこと．
・日常生活の基本的な動作が自立している方（食事，トイレ動作，乗り移り動作など）．
・麻痺手の手指伸筋群（総指伸筋など）の筋活動が表面電極で記録できる．
・麻痺側の手は乳頭の高さまで挙がる．
・感覚障害が重度でない（目をつぶって，良いほうの手で麻痺側の親指を探して掴める）．
・訓練の指示理解が可能，日常での意思の表出が可能．
除外項目（下記項目にあてはまる方はこの治療の対象とならない）
・ペースメーカーを使用されている方
・麻痺側上肢に異常な疼痛，しびれのある方
・麻痺手の著しい拘縮（指や手首の関節がすでに固くなってしまい，他動的に動かそうとしても動かせない方）
・認知症，高次脳機能障害によって訓練の施行が困難な方
・麻痺側前腕に金属などの体内異物がある方
・皮膚の問題があり，電気刺激が困難な方
・コントロール不良なてんかんのある方

Q&A 3　末梢神経障害でも使えますか？

　末梢神経障害に対する電気刺激の効果は定かではない．特に脱神経筋に対する電気刺激の効果には，まだ議論がある．通常の刺激強度で刺激しているのはあくまでも神経である．このため，脱神経筋では軸索変性が起こっており，効果的な刺激は困難である．またアクティブな脱神経が起こっている場合は，過度な負荷を前角細胞にかけることにより overwork weakness が生じる可能性があるため，注意が必要である．脱神経筋に対する電気刺激により，神経再支配や側芽が阻害されているという報告もある（Love FM et al：J Neurobiol 54：566-576, 2003）．電気刺激に関しては，少なくとも神経再支配や側芽が起こった後に検討すべきである．そのためには，筋電図検査などによる客観的評価が重要である．

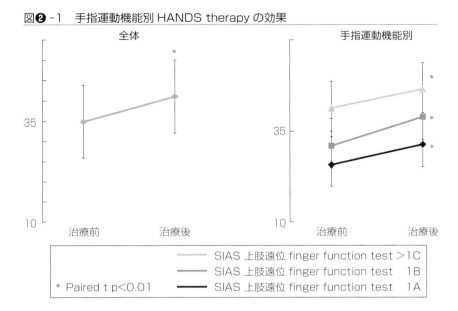

図❷-1 手指運動機能別 HANDS therapy の効果

認知機能が保たれている必要がある．筆者らの施設では，12歳以上を適応年齢としている．12歳未満では，後述する小児用プログラム（HANDS Kids）を施行している．また，1日8時間電極を貼付するため，皮膚の弱い人では発赤やかゆみが出る場合があり，注意が必要である．HANDS therapy の適応を表❷-1 にまとめる．

手指運動機能別の HANDS therapy の効果を図❷-1 に示す．手指集団屈曲可能レベルの SIAS finger function test 1 A 群，集団伸展が可能な SIAS finger function test 1 B 群，一部の指で分離が可能な1 C 群の3 群いずれにおいても，Fugl-Meyer 上肢運動項目得点は有意に改善を認め，この改善に群間の統計学的な差は認めなかった．

患者さんへの説明

HANDS therapy の施行にあたっては，患者さんに充分な説明をし，同意を得る必要がある．

【患者さんへの説明】
●HANDS therapy（Hybrid Assistive Neuromuscular Dynamic Stimulation therapy）とは，随意運動介助型電気刺激装置と手関節固定装具を1日8時間装着して行う脳卒中片麻痺上肢機能障害への新しい治療法です．随意運動介助型電気刺激は特殊な電気刺激の装置で，麻痺した筋肉の微弱な活動を電極で感知し，その活動に応じた電気刺激を麻痺した筋肉に与えるものです．通常の電気刺激装置と違い，患者さんが自ら麻痺した指を伸ばそうとしたときのみ，電気刺激により筋肉が収縮しますが，動かそうとしなければ筋肉は動きません．ただし，安静時も非常に微弱な電流は電極から流れています．麻痺で弱くなった筋肉の力を補助してくれます．電気刺激の強度は不快とならない強さに調整します．手関節固定装具は手首を固定して手を良い位置に保つことにより，麻痺した上肢の筋緊張を弱める働きがあります．

- HANDS therapyで使用する手関節固定装具，随意運動介助型電気刺激装置はいずれも市販され，その安全性は保証されています．1日8時間装着するHANDS therapyに際して，その間の有害事象は報告されていません．刺激部位の観察は医療関係者により毎日行われ，問題が生じた場合には直ちに中止し，適切な処置を行います．
- 現在，脳卒中片麻痺により，麻痺側上肢の実用性を獲得できるのはリハビリテーション対象者の3割程度であり，通常のリハビリテーションで実用手を獲得できるのは，発症早期より麻痺側の指が別々に動かせる軽い麻痺の患者さんに限られています．これまでの研究結果から，指を別々に動かす動きが出現していない患者さんにおいても，HANDS therapyを用いることで「握る・離す」「つまむ・離す」動作が行いやすくなることにより，日常生活で麻痺した手を使いやすくなります．HANDS therapyでは，装具と刺激装置を用いて「握る・離す」「つまむ・離す」動作を少し手伝うことで，日常生活での麻痺手の参加を促すことを目的としています．
- 回復のためには，短期間での集中したトレーニングが必要です．機械を付けたから手の機能が良くなるということはありません．日常生活で使いやすい手の機能を獲得するためには，日常生活で麻痺手を使うことを身につけなければなりません．
- 治療期間は3週間ですが，大事なのはその後の生活で，この治療によって身につけた，日常生活で麻痺手を使う習慣を維持することが非常に重要です．この習慣がしっかりと身についた患者さんは，その後に特別な訓練を行わなくても，さらなる機能の回復が得られる場合があります．少なくとも，今回で得られた治療効果は持続できます．

筋活動の有無の評価

筋活動の評価には，まずは触診と視診が重要である．患者に手指伸展をさせるときに総指伸筋（EDC），固有示指伸筋（EIP），長母指伸筋（EPL）などに筋収縮が触れるかを確認する．動きとしては伸展の動きが出ていなくても，筋活動が出現している患者はいる．リラックスさせた後に軽く屈曲させ，その後に脱力させ，そこから少し伸展させると動きが出やすいので，試してみる．その場合，前腕を支えて，回内位にしてみるのもよい．次に，表面筋電図で確認する．表面筋電図の筋電の測定時にはFDSなど手指屈筋群もモニターし，標的筋から得られる筋電が屈筋群からのcross talkではないことを確認する必要がある．

❷ 随意運動介助型電気刺激装置の設定は？

随意運動介助型電気刺激装置（MURO solution）には，刺激装置本体と刺激強度や筋電の設定を本体に覚えさせるための親機がある（6頁，図❶-4）．筋電を拾って刺激を行う筋を決めたら刺激装置の電極を貼り，その後，親機を用いて筋電と刺激パラメーターを設定し，刺激装置に各パラメーターを記憶させる．一度パラメーター設定を記憶させると設定は保存されるので，次回からは設定が不要である．

❷ 随意運動介助型電気刺激装置の設定は？

電極位置

①総指伸筋（EDC）で筋電を拾って，EDCと固有示指伸筋（EIP）を刺激する（6頁，図❶-5）：基本的な組み合わせである．EDCとEIPを刺激することにより，「つまむ・離す」の際の人差指の伸展が行いやすくなる．

②長母指伸筋（EPL）で筋電を拾ってEDCを刺激する（図❷-2）：指の伸展が困難な例でも，母指のみわずかに伸展の動きが出現している例がある．その場合，EDCに筋電が出現していなくても指の伸展時にEIPに筋電が出現している場合がある．そこでEIPの筋電に合わせて，指の伸展を組み合わせる．

図❷-2　長母指伸筋（EPL）への電極配置

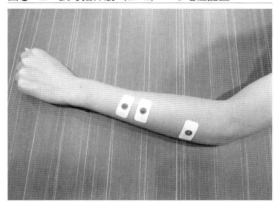

刺激強度の設定

①電極にMURO Solutionケーブルを接続し，電気刺激装置本体に親機を接続する（図❷-3）．

②本体のスイッチをONにする．

③親機の画面上に下のようにMode Settingの表示が出現する➡「決定」ボタンを押す．

```
Mode?
   Setting
```

④電気刺激強度の設定画面となる．
➡Min Stmを選択して，安静時の刺激強度を設定する．

図❷-3　親機との接続

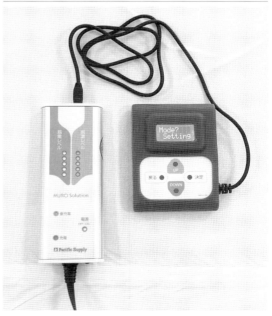

```
*Min Stm
 Max Stm
```

＊実際には，安静時にも刺激装置内の回路では刺激が発生している機構となっている．よって，ここで設定する刺激が安静時にも発生していることになるので，感覚閾値下になるように設定（刺激が感じない強度に設定）する．通常は0または1程度．設定したら「決定」ボタンを押す．

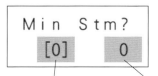
前回の刺激設定値　現在の設定値

⑤次に，Max Stm を選択して，最大刺激の設定をする．

```
*Max Stm
 Thresh
```

＊最大刺激の設定では，指の伸展が得られる程度の強度に設定する．ただし，手関節伸展や手関節尺側偏位が出現しない程度の強度にする必要がある．この際に，望ましい指の伸展が生じるように電極の位置を調整する．基本的には，「つまむ・離す」（pinch and release）をやりやすいようにするために，母指，示指，中指に伸展の動きが出るように電極の位置を微調整する．

＊なお，体毛が濃い場合や皮膚抵抗が高い場合には，刺激をしても筋収縮が起こらない場合や刺激が入りっぱなしになる場合がある．その場合には，アルコール綿で皮膚をこすり抵抗を減らしたり，必要によっては体毛を処理する必要がある．

⑥値を設定したら，「決定」ボタンを押す．

筋電閾値の設定

①「Thresh」を選択する．

```
*Thresh
 Assist
```

②筋電を拾う閾値を設定する．筋電が閾値に設定した筋電を超える際に刺激が入る．よって「Thresh」の値が小さいほど，小さな筋電にも反応し，値が大きくなると，大きな筋電が出たときにしか刺激が入らないことになる．

❷随意運動介助型電気刺激装置の設定は？

```
Thresh?
       0
```

＊設定の仕方としては，安静時には本体の筋電レベル表示ランプが点灯しないようにし，随意運動により筋電レベルの表示ランプが点灯するようにする．またケーブルを動かしたときにアーチファクトにより筋電レベルの表示ランプが点灯しないように調節する必要がある．目安としては20程度から増減させるのがよい．筋電を拾わないようであれば値を減らし，手指伸展時以外に筋電ランプが点灯するようであれば，値を増やす．また指屈曲時にcross talkで筋電を拾いすぎてしまう場合も閾値を上げる必要があるので値を増やす．
③値を設定したら「決定」ボタンを押す．

アシスト機能の設定

＊随意運動介助型電気刺激装置の特徴は，筋電に比例して電気刺激が与えられることである．アシスト機能は筋電量と電気刺激の強度の傾きを示す．つまりこの値が小さいときは，筋電量が増えてもあまり刺激強度は変わらないが，この値が大きいと少しの量の筋電の増加により刺激が大きくなる．よってアシスト値が小さければ電気刺激がないときの動きに近く，アシスト値が大きいとちょっとした筋電の変化により刺激が大きく変わるので，バリスティックな動きとなる．

```
*Assist
 Time
```

```
Assist?
       1
```

①目安としては5程度として，実際の手指伸展時の動きを見て調整することが望ましい．
②値を設定したら「決定」ボタンを押す．

治療時間の設定

①治療時間は「Continue」に設定し，決定する．

```
Time?
Continue
```

②以上で設定が終わったら電源を切り，親機との接続を外す．刺激装置本体を麻痺側上腕にとりつけ，装具を装着する．刺激装置の電源を入れ，動作の確認を行う．

注意点

　麻痺が重度で手指伸展が明らかでなく，筋電も小さいような患者さんでは，いきなり電気刺激装置で動かそうとする必要はない．手指伸展時に，正しく手指伸筋の筋活動が出たときに刺激が入っているのがわかる程度に刺激が入ればよい．感覚神経刺激だけでも相反性抑制が増強され，しだいに屈筋群の同時収縮が減り，伸ばしやすくなるとともに，標的筋の筋活動も明らかとなってくる．そうしたら，少し設定を変えて，少し動くように設定をし直す．

　電気刺激による補助は，患者さんの動きにあわせて変更が必要である．患者さん自身の動きとあまりかけ離れて介助しすぎると，訓練効果はなく，装置を外したときとのギャップが大きく，結局，装置なしでは何もできない状態のままとなる．そうなると日常生活での使用頻度は増えず，長期効果は得られないので注意が必要である．

　えてして電気刺激の治療というと，患者さんだけでなく，セラピストも強い刺激を用いたがる傾向がある．そもそも電気刺激の中枢性麻痺への治療効果の機序を考えた場合，Ia求心性線維からの入力が重要であり，過度に強い刺激を用いる必要は全くない．アシストが基本であり，代償のための電気刺激ではないことを充分に認識する必要がある．

装具の設定

　刺激装置の設定の後，装具の設定を行う．市販の手関節装具（7頁，図❶-6c）は手関節が若干背屈に設定されているようなので，掌側の支柱を調節して，手関節は中間位となるようにする．ベルトを調節することにより母指と示指の間のweb spaceを獲得して，母指を対立位に固定する．手関節装具はカックアップ装具を目的とする使用ではない．手関節は背屈位にしてはならない．痙縮が強い患者では，当初は少し掌屈位としてもかまわない．また訓練時には手関節装具は使用せず，短対立装具（7頁，図❶-6a）のみの使用でもかまわない．細かな設定などは次項で述べる．

❸ 装具の設定と作成は？

　HANDS Therapyにおける装具の使用目的は，①筋緊張の軽減，②機能の補完または促通である．装具の使用によって普段の筋緊張を軽減し，麻痺手の機能を補完または促通して，日常での麻痺手の使用を容易にする．使用する装具には短対立装具，手関節固定装具，長対立装具がある（7頁，図❶-6）．

素材の選び方とモールディング（成形）のコツ

　装具を熱可塑性樹脂材で作成する場合，素材の選択とモールディング（成形）時の麻痺手の肢位を考慮することが大切である．痙縮に抗する必要があれば，痙縮の強さに応じて厚みや硬さのある素材を選択する．モールディングの際，素材を引っ張って形作るピンチテクニックを用いるほうがフィッティングよくできるのであれば，伸縮素材を選択する．そ

して，長時間の装着が想定されるならば，穴あきで通気性のよい素材を用いる．麻痺手に対する装具の作成において，痙縮の影響をうけることは免れないが，いかに痙縮を高めずに肢位保持ができるかを考えることは，うまく作るためのコツにつながる．痙縮に抗した抑えは，かえって痙縮を強める場合もある．逆に，臥位をとるなどリラックスできる姿勢を整え，さらに肘伸展位や手関節掌屈位など痙縮を軽減もしくは痙縮を強めない上肢肢位を見つけてモールディングすることが大切である．

　既成の装具を使用する場合は，おおまかなサイズで適合を見極め，脱着方法を患者さん自ら行えるように習得させる．

短対立装具

　麻痺手の使用を考えるとき，「掴む」「つまむ」は，基本となる機能である．そのため，母指の肢位を整えることは，麻痺手の使用を考えるうえで大変重要である．よく観察されることは，物へのリーチ下で，母指が内転するためにつまめず，前腕中間位の手指尺側指で掴む．つまり小指の屈伸で掴み・離している例であるが，この把握方法ではADL上，麻痺手の使用への展開はかなり難しい．そのような場合，たとえば装具で母指を外転し，つまむためのスペースをつくるだけで，橈側指を使えるようになることは，往々にしてみられる．

　母指の短対立装具には，掌側型・背側型・全周型がある（図❷-4）．作成のしやすさとともに，支持面の違いにより，若干，使い勝手が変わる．掌側型や全周型は，母指位置の固定が強固であり，手関節肢位による多少の可変はあっても，しっかり母指位置が規定されるので，掴む・つまむやリーチの設定に明確に添うよう，どういう母指位置がよいのか，しっかり評価して作成する必要がある．一方，背側型はベルクロの止め具合により，多少の微調整が図れる．

　作成時の評価ポイント（図❷-5）としては，リーチ下での手関節機能，母指対立機能，そして何を掴み・つまむかを確認することである．リーチ下で掴み・つまみ肢位が維持できない場合，つまり，つまんでも手関節掌屈位となり物を落としてしまう場合は，母指を対立させて十分な掴み・つまみスペースをとるのではなく，母指を橈側外転する程度のスペースの確保でよいかもしれない．また，物へリーチする際，回内が不十分な場合，母指対立を十分にとって回内を補うほうがよいかもしれない．さらに，全体的に手が固く掴む・

図❷-4　短対立装具の例

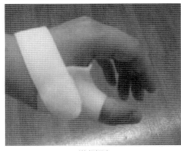 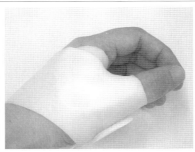 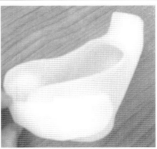

掌側型　　　　　　　　　　　　　背側型　　　　　　　　　　　　　全周型

第2部　HANDS therapy の方法

図❷-5　作成時の評価ポイント

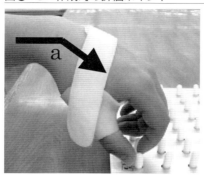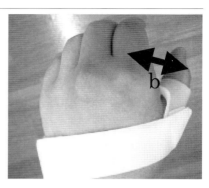

物を掴む・つまむ際に
a：手関節の角度 → テノデーシスにてどのくらいスペースがあるか
b：母指の外転 → 母指の掌側外転・橈側外転はどのくらいがよいか

つまむスペースがとれない場合は，示指 MP 関節も伸展位にしたほうがよいことがある．つまりは，掴む・つまむために，スペースをどのようにつくるか，母指の掌側・橈側外転をどの程度にするかを見極めることが重要である．母指対立がすべてではない．

手関節装具

藤原[23)]は，手関節装具の装着により筋緊張が軽減することを，生理学的検査で実証している．特に，歩行など筋緊張が容易に高まる場面などでは，手関節を掌屈位にしておかないという点で，手関節装具は筋緊張の管理に重要である．筆者らは，図❷-6 のように既成の装具を用いている．日中，装具を装着しながら麻痺手の使用を進める際には，その場面や作業にあわせて，ベルトによる固定のやり方や強さを調整することも考慮すべきである．手関節装具の装着ポイントは図❷-6 の通りだが，患者さん自身で調整する術を身につけていることが望ましい．また，麻痺手の使用においては，概して手関節背屈位では

図❷-6　手関節装具の装着ポイント

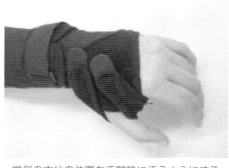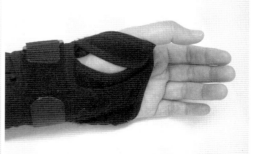

・掌側の支柱の位置を手関節に添うようにする
・装具の遠位端は，MP 関節にかからないようする
・母指の動きを阻害しないように，ベルトの向きと強さを加減する
・手関節部上でベルトを固定する

リーチの代償が強くなり使用しにくい．筆者らは既成の装具でも，適宜，手関節の角度を調整している．

長対立装具

図❷-7は，長母指対立装具の一例である．この装具は既製品であり，MURO solutionの電極の浮き上がりを抑えることも意図するものであるが，手関節を掌屈させない肢位固定とともに，ベルトの固定方法により，リーチ下での掴み・つまみの際の母指肢位も調整する意図がある．手関節を過度に掌屈して，掴み・つまみを行う場合，手関節装具にて掌屈を制限し，手指伸展を促通するとともに，ベルトのかけ方で母指位置を調整し，掴み・つまみを行うようにする．短対立装具と組み合わせる（図❷-8）ことで，さらに掴み・つまみの形を整える場合もある．

図❷-7　長母指対立装具とベルトの回し方の例

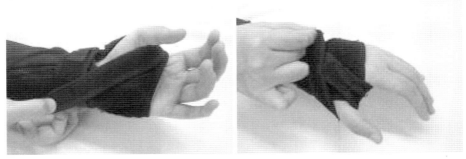

・手掌を横切るようにベルトをとめることで母指対立位をつくる
・ベルトを母指の掌側から開いて持ち上げるように，手の甲へ回すことで母指外転位をつくる

図❷-8　手関節装具と短対立装具の組み合わせ例

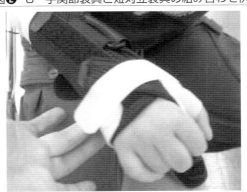

短対立装具は，手関節装具の内側で装着し，手関節装具のベルトでおさえる方法もある

第2部　HANDS therapyの方法

❹ HANDS therapyの治療プログラムは？

　HANDS therapyの効果には，相反性抑制の増強，筋収縮後の脱力の学習，随意運動の強弱の学習，learned non useの解消，中枢機能の再構築がある．作業療法では，このHANDS therapyの効果が最大限に得られるように，筋緊張の軽減，脱力の学習，手指伸展の促通，手の不使用の改善を目的とした訓練プログラムを行う．そこで重要なことは，麻痺のレベルに応じた課題の設定である．日常生活での使用を促すため，麻痺側だけの使用にこだわるのではなく，両手を使ってでも，補助的な使用でも，麻痺側を日常生活で使ってもらうことが重要である．そのための手段の一つとして，HANDS therapyがあるという考えが必要である．漫然と電気刺激をしていれば機能障害が改善するという考え方は間違っており，それだけでは決して日常生活での実用性，使用頻度の改善は得られない．

　課題の設定は，治療後に（電気刺激などを用いなくても）できるようにしたい課題を用いる．よって，治療前に患者さんの機能障害，ニーズ，生活様式を十分に考慮したうえで，HANDS therapyのゴールを設定することが必要である．また，このゴール設定と治療目標を患者さんと共有しておくことが重要である．

作業療法訓練プログラム

　HANDS therapyは基本的に3週間の入院で行う．入院中のスケジュールは，日常での手の使用機会を頻回にするため，朝の身支度の時間にあわせて，朝7時にMURO solutionを装着する．そして，午後3時に外すまで，日常での使用を心がける．日常での使用は，どのような生活場面で麻痺手を使用するか，またどんな方法で使用するかについて，患者さんと打ち合わせてから行う．その後は病棟スタッフと連携を図り，適宜声掛けをして使用を促し，その様子を共有しながら進めていく．

　作業療法を開始するに際して，セラピストが行う評価は，通常，麻痺手に対して行う評価と変わりはない．しかし，HANDS therapyでは日常生活での麻痺手の使用を獲得することに主眼があるため，どのように「使う」ことができるか，どのような「使い方」がよいか，「使うため」にはどのような機能が必要かなどを明らかにすることが重要である．麻痺のレベルに加えて，リーチ機能，掴み・つまみ・操作機能，リーチ下での手指機能，両手動作機能，ADLでの麻痺手の参加の程度とその方法などについてチェックする．一例として，当院で行っている評価の一覧を表❷-2に示す．

①麻痺別のチェックポイント（初回時）

　SIAS finger function test 1 A（集団屈曲レベル）：まず重要なのは，ピンチが可能かどうかのチェックである．集団屈曲レベルの患者さんであれば，屈曲時の母指と示指の対立が可能か，脱力により母指・示指を開くことができるかをチェックする．このレベルの患者さんでは，まずこれが難しいケースが多い．そこで，手のアーチをつくり，母指と示指の間のいわゆるweb spaceをつくり，母指と示指の先が少し離れて，軽く屈曲させたときに母指と示指が対立する位置を決める．この肢位が手関節固定装具のベルト調整で可

❹ HANDS therapy の治療プログラムは？

表❷-2　当院における HANDS therapy にあたっての評価項目一覧

関節可動域（Active/Passive） ・肩関節：屈曲・外転 ・肘関節：伸展 ・手関節：掌屈・背屈 ・手　指：MP 関節伸展
SIAS 運動項目 ・knee-mouth test と finger function test ・上肢腱反射 U/E DTR（biceps） ・上肢筋緊張 U/E muscle tone ・上肢触覚 U/E light touch
Grip Strength と Pinch Strength
Peg Test ・大きさの異なる 5 種類各 5 本のペグ取り外し 　（○秒 /5 本）（○本 /1 分）
Modified Ashworth Scale（MAS） ・肘関節／手関節／手指
日本語版 Wolf Motor Function Test（WMFT）
Fugl Meyer 上肢運動項目（FM-U）
Motor Activity Log 14（MAL） ・amount of use（AOU）
ADL（15 項目 6 段階で麻痺手の使用状況のチェック）

能であれば（図❷-9），手関節固定装具のみの調整でよいが，そうでなければ短対立装具を作成する．手関節固定装具の角度は手関節中間位が基本であるが，手関節屈筋群と手指屈筋群の緊張が強い例では，いきなり中間位で固定すると手指が屈曲してしまい，かえって使いづらくなってしまうので，最初は少し掌屈位として動きを出しやすいようにする．

　手の形，手関節角度の調整が終わったら，装具装着下で MURO solution を装着し，実際にペグのつまみ動作などをしてもらい，動作が可能かをチェックする．ここで再び刺激装置のパラメータのチェックを行う．刺激強度設定のところでも述べたが，このレベルの患者さんでは，最初から刺激強度を強くしないことがポイントである．

　SIAS finger function test 1 B ～ 1 C（集団伸展が可能なレベル）：手の形のチェックは集団屈曲レベルと同様である．屈曲時の母指と示指の対立が可能かどうかは重要である．集団伸展が可能なレベルでは，手関節の位置が重要となる．手指の集団伸展が可能で，筋活動があっても，実際の動作では tenodesis-like action（38 頁，Q&A ④）および，手関節の掌背屈を用いて，手指伸展屈曲を行っている例が多い．このような場合は，手関節を固定した状態で，手指伸筋群の筋活動による手指伸展を促す必要がある．可能であれば，手関節の角度は中間位とする．痙縮が強い例では，最初は少し掌屈位をとらせてもよいが，手指の伸展が可能な範囲で中間位に近づけるようにする．

　装具を付けた状態で刺激装置をチェックする際は，橈側手根伸筋の筋活動によるクロストークが起こっていないかに注意することが必要である．

第2部 HANDS therapy の方法

図❷-9 手関節装具の調整

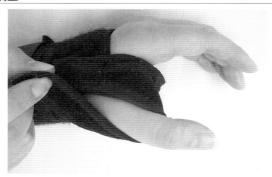

母指対立となるようにベルトをまわす

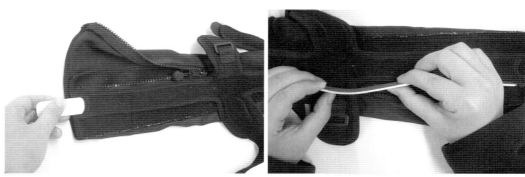

支柱を取り出して手関節部の角度を調整する

②全体でのチェックポイント

HANDS therapy の作業療法訓練の初回では，MURO solution の設定を患者さんとともに確認する．設定とは，どの筋肉の収縮を抽出しているか，どのような動き，もしくは力の入れ方がよいか，それを機器でどのように確認するかなどである．たとえば，指を大き

Q&A 4　Tenodesis-like action（腱固定様効果）とは？

麻痺筋に存在するある程度の緊張により，手関節背屈時に手指が屈曲し，手関節掌屈時に手指が伸展する作用をいう（図）．

図　Tenodesis-like action（腱固定様効果）

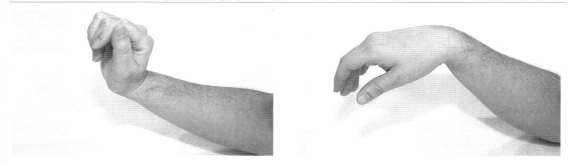

く広げるように力を入れて伸ばすようにすると機器は点灯し，点灯するということは，該当する筋肉に力が入っていることを示す．さらにその力の程度に応じて電気刺激が加わり，促通されるということを理解してもらう．機器の点灯により，患者さん自ら筋収縮を確認できるようにすること，患者さんの意思によって点灯させ，さらに意思によって点灯を消滅させることが大切であることを伝える．これは，力を入れるだけではなく，脱力も学習するために重要な点である．

③筋緊張の軽減

HANDS thrapyは，筋緊張の軽減に作用する．また，麻痺手の使用を促すセラピィの特徴上，使用に影響を及ぼす筋緊張の管理は，大変重要となる．安静時・動作時それぞれにおいて，筋緊張の高い筋肉を同定する．患者さんによってそれは大胸筋，上腕二頭筋かもしれない，手指屈筋群もしくは手関節屈筋群かもしれない，両方かもしれない，手内筋の場合もある．これらの狙いとする筋肉を同定し，そこを軽減するストレッチ方法を決める．麻痺手の筋緊張を軽減する場合，肩などの近位関節から行ったほうがよいかもしれないし，末梢側のみのストレッチでよいかもしれない．いずれにしても，患者さん自身で実践できるやり方を学習してもらい，作業に応じて頻回に，自身で筋緊張を軽減してもらうことが大切である．図❷-10は，筋緊張軽減に向けた訓練の一例である．さらに，退院にあわせて自宅でも行える方法を検討していく．

④筋再教育訓練

主に，総指伸筋の随意収縮を標的として電気刺激を加えるHANDS therapyでは，訓練中に手指の伸展を促すことは，当然に重要である．しかし，それだけではなく，HANDS therapyは随意介助型の電気刺激により動きを促通し，筋緊張を軽減し，つまりは麻痺手を使いやすい状態にする．さらに日常での使用を促すことで，中枢における可塑的変化を導き，機能獲得を得ることを意図するものである．よって，作業療法プログラムでも，単一運動に限局することなく，麻痺側上肢全体の機能についてステップアップを考える必要がある．MURO solutionを単関節運動のfeedbackに用いるやり方もあるが，HANDS therapyでは麻痺手の使用を重視するため，使うために必要な機能として，物へリーチし，掴む・つまむ，そして離すという一連の動作を形作ることを重要としている．その際，掴む・つまむ機能を補完するものとして，装具の活用を検討する．筆者らはHANDS therapyの効果として，肩機能の改善についても報告している．これは，電気刺激装置に

図❷-10　筋緊張軽減に向けた訓練例

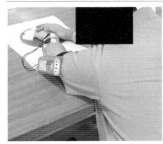
a．タオルがけ

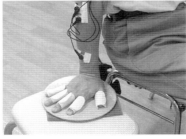
b．持続伸張

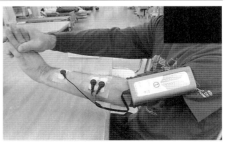
c．徒手によるストレッチ

第2部 HANDS therapy の方法

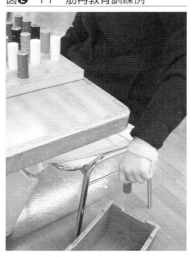

図❷-11 筋再教育訓練例

机上でペグを掴んだ後，上肢全体の脱力を容易にするため，床の箱に落とす

よる電気刺激が筋緊張を変化させること，麻痺手の使用を促すことでリーチ機能の改善を促すことなどが反映した結果と考えている．このように，麻痺側上肢の日常での使用につながる機能を考え，取り組むことが筋再教育訓練となる．

一連の動作において，力の入れ具合や抜き具合を体得することも非常に重要である．よく見られることだが，ペグへリーチししっかり把持する前に取り上げようとして失敗する例などは，一連の動作において，いつ力を入れて，どこで脱力するのかが体得されていないのかもしれない．力の入れ抜きの学習とは，掴むという力を要する瞬間と，離すという力を抜く瞬間を意識させ，制御することにある．そのため，脱力が得やすい設定を考慮することも必要である．たとえば，図❷-11のように，机上でペグを掴んだ後に床の箱に落とすなどの課題では，上肢全体の脱力を得やすい設定にする．そして，この学習においてこそ，MURO solution の筋電ランプの点灯と消灯を確認してもらうことが有効となる．

⑤**両手動作訓練**

日常生活の使用に向けて，より実際の動作に要する機能を反映して行う訓練である．つまり，机上でペグを取り外すという動作から進め，物品の操作や日常での目的動作を中心に課題を考える．麻痺が重度であるほど，往々にして日常での麻痺手の使用は両手動作になることが多く，いわゆる補助手としての使用となるが，どのような使い方をすればよいかは個人差があり，どのように指導すべきか悩ましい．動作を決め，患者さんとやりとりしながら組み立てていくことも多い．動作を決める際は，どのように使うのかを考える以前に，それができるのかといった判断が，セラピストに課される．また，やり方と動作の難易度は密接に関係し，どのように使うかという設定次第では，動作の難易度も変わってくることも念頭におくべきであろう．

課題の選定に際しては，机上で作業を行うのか，空間で行うのか，麻痺手だけで把持するか，持たせるか，把持し続けるか，持ち替えをするかなどの操作が可能かなどから補助

図❷-12　両手動作の訓練例

タオルを結ぶ	紐を結ぶ
タオルをほどく	紐をほどく
タオルをたたむ	紙を折る
パジャマをたたむ（図a）	線をひく
パジャマを裏返す（図b）	字を書く
紙をのばす	消しゴムで消す（消しゴムを持つ or 紙を抑える）
紙をちぎる（定規あり）（図c）	スプーンですくう（スプーンを持つ or 茶碗を持つ）
紙をちぎる（定規なし）	箸でつまむ（箸を操作する or 茶碗を持つ）
ファスナーの開け閉め	アクティビティ（編み物・ビーズ手芸など）

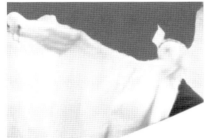
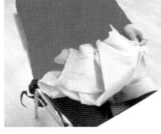
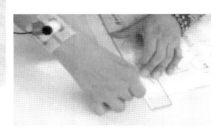

a. パジャマをたたむ（患側手は右）　　b. 裏返しのパジャマを直している（患側手は右）　　c. 定規で紙をちぎっている（患側手は右）

手機能を考える．当院の訓練場面で多く行っている両手動作を図❷-12に示す．両手動作は，片手動作とは違ったスキルを要する．片手の動きがよくなったからといって，両手動作も容易となるものではない．課題とやり方を決めて，繰り返し練習することが重要である．

⑥ ADLでの使用訓練

　日常生活で実際に使用する場面にむけて，環境を加味したやり方を設定する．つまり，麻痺手の使用は必要だが，麻痺手の動きだけにこだわらず，環境や手順を考えたり，装具や自助具の使用を検討したり，体全体を使った方法などを検討し，麻痺手の使用を生活のなかに取り込むために，実現する可能性を最優先に考えながら課題を決め，行いやすい方法やセッティングを考える．日常生活での実際場面の使用は，家事，仕事など，患者さんによってそのニーズは異なる．患者さんごとに，取り組みやすい課題を話し合いながら決めていくことが大切である．ときに，病棟で取り組むことと自宅に戻って取り組むことを分けて訓練することも必要になる．図❷-13に具体例を示すとともに，次項でも詳述する．

ADLプログラム

　ADLプログラムは，日常生活での使用を目指すHANDS therapyの核となるものである．当院では，ADLでの麻痺手の使用状況を，どのような動作を行っているか，どのくらいの頻度で行っているかという側面からチェックしている（表❷-3）．そこから，麻痺手の使用が物を押さえるレベルか，それとも把持・固定レベルか，さらに指の操作を行う

第2部 HANDS therapy の方法

図❷-13 ADL訓練例

右手（患側）で食事をとる

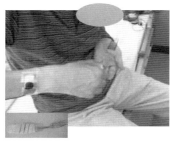

食事時間の最初の5分間だけ患側を使うことから始めて，徐々に延長することとする

★ 口までのリーチは可能　★ 机上へのリーチは困難

★ 膝上で茶碗を保持，体面でのリーチとして動作を施行

★ フォークの把握は可能　★ リーチ動作中では把持が不安定

★ 把持面が広くとれるようフォークの柄を調整

テスト用紙を配る

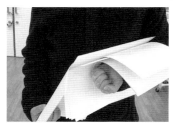

一度にすべて持たず，あらかじめ小分けにしてから配ることとする

★ 肘屈曲位保持は可能　★ 把持すると握りこんでしまう

★ 体面も使用して，肘にかけて固定して動作を施行

か，リーチを伴う使用は行うか，動作のなかで持ち替えは行うかなど使用方法を明らかにし，さらに行っていない動作については，なぜ行っていないのか，それは麻痺手の機能の問題か，使用する意識が低いためかなどの要因を他の評価結果と結び付けながら理解して

Q&A 5　急性期での上肢機能障害の予後予測

　発症から平均8日以内の急性期患者37名の検討では，初回評価時のSIAS finger function test が1C以上の患者であれば，平均2週間程度の急性期リハの後にほとんどの患者が3以上に回復していた．よってSIAS finger function test からみると，上肢実用性の獲得には，急性期では1C，回復期では3がkeyとなるものと思われる．

　Smaniaらは，急性期における上肢機能の予後予測において，麻痺側手指伸展（active finger extension: AFE）が有用であると報告している．評価はいたって簡単であり，患者は麻痺手指を随意的に伸展するように命じられ，MMTと同様に，筋収縮がふれない0から正常筋力の5の6段階に評価される．発症後1週目における麻痺手指伸展が4以上であれば，半年後のMotricity index（上肢項目）が80％において満点であった．またAFEはMotricity indexだけでなく，F-M上肢運動項目およびNine hole peg testにおいても予後予測因子と成り得た．

Smania N, et al : Active finger extension: a simple movement predicting recovery of arm function in patients with acute stroke. *Stroke* 38 : 1088-1090, 2007.

❹ HANDS therapy の治療プログラムは？

表❷-3　麻痺手使用のチェックリスト

	頻度					能力				
	している	病前の半分以上	病前の半分以下	たまにする	していない	できる	うまくはできない	半分以上はできる	ほとんどできない	まったくできない
ペットボトルのふたを開ける										
麻痺手に握らせて										
麻痺手で開ける										
タオルしぼり										
タオル・衣服たたみ										
紙おさえ										
新聞，雑誌を読む										
麻痺手で押さえる										
麻痺手でページをつまむ										
麻痺手でページをめくる										
食事										
皿に手をそえる										
お椀をもたせる										
パンを持つ										
スプーン，フォークを使用										
介助箸を使用										
小袋を開ける										
コップ，湯呑みの使用										
麻痺手をそえる										
健側をそえる										
水道レバーを押す										
ひもを結ぶ										
更衣										
ボタンをはめる										
チャックを上げる時におさえる										
チャックをあげる										
洗面										
顔を拭く										
顔を洗う										
清拭										
健側の手を洗う										
背中を洗うときに麻痺手にタオルを持たせる										
バスタオルで体をふく										
洗髪										
髭剃り・化粧										
歯磨き										
歯磨き粉を付けるときに歯ブラシを持たせる										
麻痺手で歯を磨く										
書字										
キーボードのエンターキーを押す										
キーボード入力										
マジックで書く										
ペンで書く										
かばん，荷物										
麻痺手に引っ掛ける										
麻痺手で持つ										
お財布を麻痺手で保持する										
ティッシュを取る										
ドア										
引き戸をあける										
レバータイプのドアノブを押す										
ドアノブを回す										
携帯のボタンを押すときに持つ										
傘を持つ										
エレベータのボタンを押す										

いく．課題の設定においては，全く新規の動作にするか，既に行っている動作を見直して実用性の向上を目指すかなどの方向性が考えられるが，いずれにしても，すべての評価をふまえ，麻痺手の機能にそった課題であることが望ましい．利き手である場合，麻痺手の機能によっては，利き手としての使用向上を目指すこともある．

　HANDS therapy における麻痺手の機能獲得の最終目標は，「日常で使うこと」である．つまり，電気刺激装置を装着し，動きが促通され，筋緊張が軽減し，麻痺手が使用しやすい状況下で，日常生活において少しでもその使用を多くすることにより，脳レベルでの機能再構築を促し，電気刺激装置を外しても麻痺手の使用が習慣化されることで，その機能を維持し，さらに進歩させていくことを意図する．とにかく日常動作のなかで，麻痺手を使う，参加させることが重要であり，その使用は上手に使うことと多く使うことの両面から捉える．つまり，上手にかつ多く使うことが最良となるが，概して頻度が変わらなくても，動作が上手になる場合も良しとされるし，動作が上手にならなくても，頻度が増える場合も良しとされる．日常で麻痺手を使い続けやすい条件を整えることがセラピストには求められる．課題の抽出を，麻痺手の機能に即したレベルから難易度を考えて決めることや，環境面を含めてやりやすい使用方法を決めていくことが重要となる．どこで行うかは，動作の遂行状況に影響する大きな因子である．

　HANDS therapy は 1 日 8 時間装着するので，訓練室以外の場面，特に病棟生活での麻痺手の使用をプランニングすることが大切である．たとえば，食事を麻痺手で摂取する課題を選択する場合，スプーンやフォークを把持した麻痺手を，机上にあるお椀やお皿それぞれにリーチすることが難しいならば，お椀のみ対側手で膝上に保持し，体幹前面の上下運動だけで摂取することにしたり，それが一食全部は難しい場合，最初の 5 分間だけ練習するという条件にしてみたり，スプーンやフォークの使用が難しければパンのみ麻痺手で持って食べるなどをする．つまり，その日常動作のすべてに取り組めなくても，その工程の一部であったり，ある対象物のときだけの施行でも良しとし，とにかく何をどこまで使うかを整えて打ち合わせる．

治療後の生活指導

　筆者らは，入院での HANDS therapy の効果が，施行後 3 か月持続することを報告している．HANDS therapy は入院中に体得した日常での麻痺手の使用を退院後も持続し，それを習慣化することで機能再構築を促し，麻痺手の機能回復を得ていくプログラムである．そのため，退院時に図❷-14 のようにまとめた結果のフィードバックを行い，改善した点や今後の課題を明示し，退院後のプログラムを指導している．退院後のプログラムは，筋緊張の管理と麻痺手の機能，両手動作，実際場面での使用の各方面でプログラム化することを心掛けている．

❹ HANDS therapy の治療プログラムは？

図❷-14 HANDS therapy のまとめ

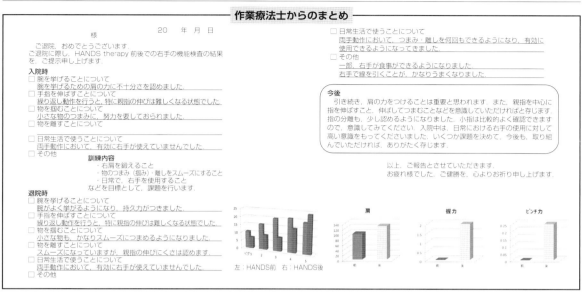

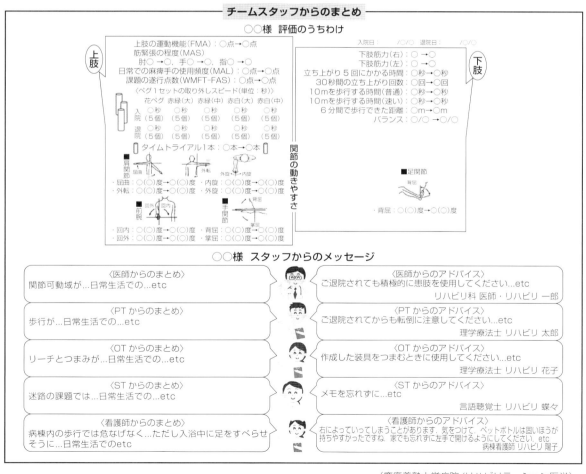

(慶應義塾大学病院／リハビリテーション医学)

❺ 上肢近位筋に対する治療（HANDS proximal）の方法は？

近位筋へのアプローチ

　HANDS therapy は基本的には手指伸筋を標的としているが，手指遠位筋の回復は比較的良好で分離運動が可能なものの，近位筋の麻痺回復が不良な例が存在する．この場合，麻痺肢を日常生活で使用することは困難である．こうした例に対しては，三角筋への随意運動介助型電気刺激の適用とともに，HANDS therapy に準じた治療を行っている．SIAS finger function test score が 2～3 点以上であるが，knee-mouth test score が 1，2 点の例が良い適応となる．

　電極は三角筋筋腹上に置き，HANDS therapy と同様に 1 日 8 時間の装着と日常生活での使用を促す（図❷-15）．HANDS therapy と同様にリーチ動作下での手指動作の再建が主目標である．この場合も，HANDS therapy における電気刺激と同様に，電気刺激そのもので肩挙上を行うのではなく，あくまでも電気刺激で筋収縮を促しアシストをする目的のため，刺激強度は強くする必要はない．また屈筋パターンの緊張が上がる例では，やはり手関節固定装具の装着が有効である．手関節固定装具装着で，肘屈筋群への抑制効果は電気生理学的にも認められている．Ushiba ら[8]は脳卒中片麻痺患者で，手関節固定装具装着により上腕二頭筋 T reflex の振幅の低下を報告している．手関節屈筋の伸長により type Ⅱ 求心性線維を介し，共同筋である上腕二頭筋への前角細胞の興奮が抑制されることが示されている．

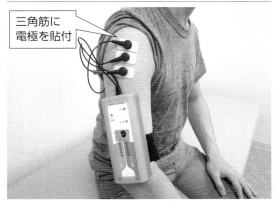

図❷-15　近位筋への応用

三角筋に電極を貼付

随意運動介助型電気刺激を 1 日 8 時間装着（3 週間）
日常生活で麻痺肢の使用を励行した（OT 90 分/日）．

❺ 上肢近位筋に対する治療(HANDS proximal)の方法は?

症例

31歳,女性.妊娠中に脳出血発症.開頭血腫除去術施行.

図❷-16 症例の経過

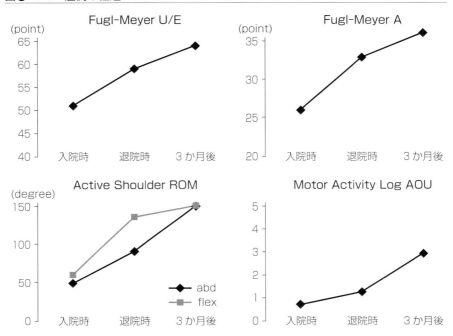

表❷-4 症例の改善結果

	入院時	退院時	3か月後
1. 皿をおさえる	○	○	○
2. 茶碗を持つ	○	○	○
3. コップを支える	○	○	○
4. ペットボトルの蓋を開けるときにおさえる	○	○	○
5. 食器トレイを運ぶ	×	△	○
6. コップを持って飲む	×	△	△
7. スプーンやフォーク,箸を使う	△(箸は×)	○	○
8. パンを持って食べる	×	○	○
9. 顔を洗う	×	○	○
10. 歯磨き粉を持つ	×	○	○
11. タオルを絞る	△	△	○
12. 歯を磨く	×	△	△
13. 髪をとかす	△	○	○
14. 袖を通す時,腕を挙げておく	×	○	○
15. 荷物を持つ	○	○	○
16. 洗濯物を干す	×	○	○
17. フライパンで炒める	×	△	○
18. 包丁を使う	×	△	△

入院時現症：SIAS knee-mouth test 2, finger function test 3, Fugl-Meyer 上肢運動項目51点．表在覚：軽度低下，深部覚：中等度低下．
家事動作などの改善を希望して当科受診．

結果：3週間の治療により，上肢屈筋共同運動からの脱却が可能となった．運動機能の改善を認め，肘伸展位での肩屈曲が可能となり，肩屈曲は135度，外転は90度となった（図❷-16）．また日常生活の動作に関しても，家事動作を中心に改善を認め，運動機能ならびに日常生活での使用は治療後3か月まで改善を認めた（表❷-4）．治療の結果，特に家事動作全般にわたり，日常生活での麻痺側上肢の使用が可能となり，育児関連動作（抱っこ，子供のおむつ変え，着替えなど）にも改善を認めた．

❻ 小児のHANDS therapy（HANDS Kids）の方法は？

　HANDS therapyでは1日8時間，3週間のADLトレーニングが必要とされるため，適応は「12歳以上」としている．8歳から12歳未満の入院が困難な小児に対しては，小児用の外来プログラムを開発している（HANDS Kids）．

小児プログラム（HANDS Kids）の特徴

①外来プログラムである．
②随意運動介助型電気刺激装置と装具の装着下でのOT訓練は1日60～90分，装具の装着は1日8時間．
③外来訓練は計20回施行．
④日常生活での使用プログラムは保護者も一緒に指導する．患者の生活にあわせた上肢使用動作を選択し，指導する．保護者へのモニタリング指導も行う．
⑤子供の成長に必要不可欠な学校生活，友達との遊びなどを犠牲にしないように配慮する．
⑥夏休みや春休み，冬休みなどの休暇を利用して，集中的にトレーニングを行う．
⑦成長に伴い必要とされる課題が変わってくること，その可塑性のために成人に比べて長期的な回復が見込まれることから，成人プログラムと異なりプログラムの施行は複数回行われる．
⑧体が小さいため，より正確な筋電の記録，ならびに刺激が必要である．よって電極貼付位置の決定には配慮を要する．
⑨強すぎる刺激はかえって不随意運動などを引き起こす危険があるので，行ってはならない．
⑩「給食の際にお盆を持つ」，「靴ひもを結ぶ際に麻痺手で押さえる」，遊びのなかで「カードを麻痺手で持つ」などは子供の生活のなかで重要な意義をもつ．よって指導する課題もその子供の能力とニーズによって計画されなければならない．

❻ 小児の HANDS therapy（HANDS Kids）の方法は？

症例

9歳，男児．発症後1年経過した脳出血左片麻痺．

入院時現症：歩行は短下肢装具を使用．ADL は右手使用にて自立．左手の使用はほとんどない．

SIAS finger function test 1 C，Fugl-Meyer 上肢運動項目合計 44．

感覚は表在，位置覚ともに軽度鈍麻．Modified Ashworth scale 手関節屈筋 2，手指屈筋 2．

夏休みを利用して HANDS Kids プログラム施行（図❷-17, 18）．

結果：プログラム終了後，手指分離運動が可能となり，SIAS finger function test は 3 に改善．Fugl-Meyer 上肢運動項目合計も 55 点まで改善を認めた．図❷-19 に結果を示す．

図❷-17　HANDS Kids

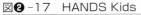
90 分
外来訓練　×20

期間：夏休み中の1か月

随意運動介助型電気刺激装置＋装具

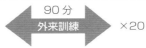
装具装着
8 時間

OT 室での外来訓練	自宅での訓練（装具のみ）
筋緊張軽減／ストレッチなど	筋緊張軽減／ストレッチ
上肢機能訓練／ペグ取り外しなど	ADL 動作訓練／洗濯物たたみなど
両手動作訓練／折り紙など	＊本人・母親に指導
ADL 動作訓練／書字など	

日常生活での上肢能力にあわせた麻痺側の使用
保護者による使用モニタリング・プログラム指導

図❷-18　紙ちぎり

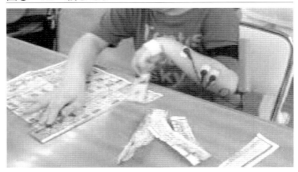

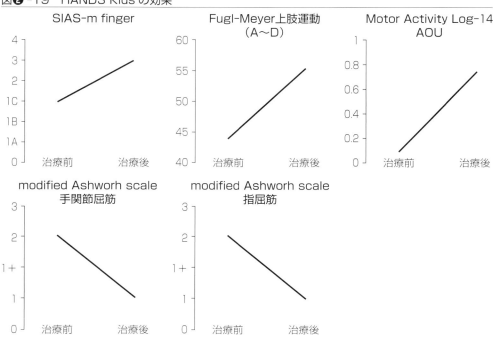

図❷-19 HANDS Kids の効果

❼ 外来での HANDS therapy（HANDS-out）の方法は？

　入院での HANDS therapy が困難な患者では，4週間の外来プログラムがある（HANDS therapy for outpatient：HANDS-out）．入院での利点は，電気刺激装置の安全な管理が可能，電極位置の正確な管理が可能，実際の ADL での使用場面でのモニターが可能な点にあるが，逆に外来治療の場合には，これらの点が問題となる．

安全な管理

　入院プログラムと同様に，刺激強度ならびに電極位置の設定は医師が行う．電極位置はマーキングし，作業療法士または医師が毎日または少なくとも週に3回は確認する．作業療法訓練は週に2～3回，医師の診察は週に2回行い，チェックを行う．水仕事などをするときには，必ず刺激装置を外すなどの指導を行う．親機は患者さんには渡さず，患者さんが勝手に設定を変えられないようにすることが重要である．

モニターシステム

　MURO solution に付属可能なデータロガーシステム（図❷-20）の使用により，装着中のすべての時間の筋電図ならびに電気刺激の回数，刺激量の記録が可能である．これにより，正しく標的筋の活動による電気刺激がなされているなか，その刺激量が適切であったのかのチェックが可能である．医師または療法士がこれをチェックすることで，適切に

図❷-20 データロガーシステム

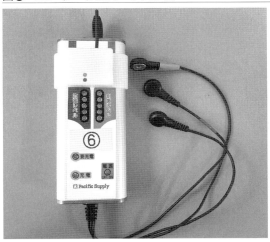

a. データロガーシステムを装着したMURO solution.

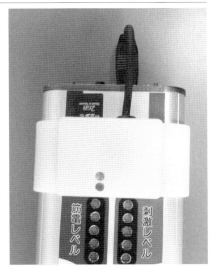

b. データロガーシステム（筋電データ，刺激データはSDカードに記録される）．

刺激が行われているかのモニターが可能であり，装着中の筋活動のすべてが記録できていることで，どれくらい麻痺手を使用していたのかなどの客観的な評価が可能である．

❽ 他の治療方法との組み合わせは？

Brain Machine Interface（BMI）

手指伸筋群の筋活動が表面筋電図で検出できるようであれば，HANDS therapyの適応となり，日常生活での実用性が改善する可能性がある．しかしながら，手指伸筋群の筋活動が検出できない例では，HANDS therapyの適応は困難である．

指の伸筋の筋活動も出ていないような重度麻痺の患者さんに対して，筋活動を出させてHANDS therapyへ移行させるために行っているのが，"BMIを用いたリハビリテーション"である．

筆者らは，慶應義塾大学理工学部の牛場らが開発した非侵襲的脳波型BMI[27]を用いている．これは，患者さんに麻痺側手指を伸ばす運動イメージをしてもらい，そのときの脳の運動野近傍に生じる事象関連脱同期（event related desynchronization：ERD）を検出し，それにあわせて電動装具により手指伸展を行わせるものである（図❷-21）．このBMIを用いた訓練を，手指伸筋の筋活動を認めず，HANDS therapyの適応にならない慢性期の脳卒中片麻痺患者に行い，手指伸筋群の筋活動の増加を目指している．

麻痺側手指伸筋群に筋活動を認めない重度麻痺例において，10日間のBMI訓練を行うことにより，筋活動の出現を認め，HANDS therapyへの移行が可能となり，重度片麻痺

図❷-21 Brain Machine Interface（BMI）

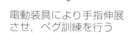
↓
頭皮上脳波より
ERDを計測する
↓
電動装具により手指伸展
させ, ペグ訓練を行う

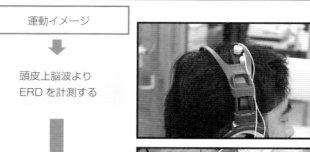
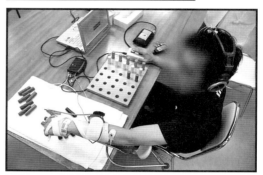

からある程度麻痺手の実用性を獲得できた症例を経験している．また，指を握ることしかできなかった重度片麻痺患者においても，BMIとHANDS therapyを組み合わせることにより，従来は得られなかった機能の回復が得られるようになっている．

　BMIによるリハビリテーションでは，運動イメージにより，損傷半球運動野における活動が増加し，興奮性が増大する．これにあわせて手指を伸展させることにより，感覚入力を与えることで，いわゆるsensorimotor integrationが生じ，さらに損傷半球運動野の興奮性が高まり，皮質脊髄下降路の活動が増加し，これを繰り返すことで，運動企図時に発火する皮質脊髄下降路の神経活動が増加し，結果的に標的筋である手指伸筋群の筋活動が増加するものと考えられる．Shindoら[27]は，BMIによるリハビリテーションにより，手指伸筋群の筋活動の出現と，経頭蓋磁気刺激（transcranial magnetic stimulation：TMS）による運動閾値の低下を報告しており，この機序を支持するものである．またTakemiら[28]は，運動イメージによるERDの増大によりcorticospinal tractの興奮性が増大することをTMSにて明らかにしている．

経頭蓋直流電気刺激

　近年，反復経頭蓋磁気刺激（Repetitive Transcranial Magnetic Stimulation：rTMS）ならびに経頭蓋直流電気刺激（Transcranial Direct Current Stimulation：tDCS）により頭皮上から脳の神経細胞の活動を変化させ，大脳皮質の興奮性を変化させることが可能となり，健常人のみならず脳卒中などの病態解明に利用され，さらには治療的手技としても応用されつつある．

　tDCSは5 cm×7 cmのパッド電極を頭皮上運動野直上と対側眼窩上に置き，1～2 mAの直流電流を10分間程度通電する電気刺激である（図❷-22）．tDCSはTMSに比べ刺

❽ 他の治療方法との組み合わせは？

図❷-22　Transcranial Direct Current Stimulation（tDCS）

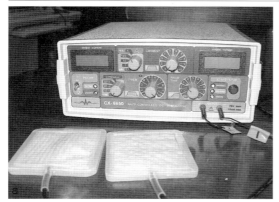
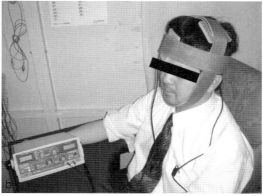

図❷-23　HANDS therapy 後 tDCS による効果

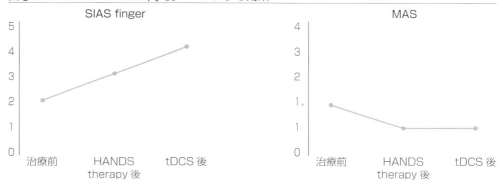

激装置が安価であり，電極の固定が容易なことにより訓練室での使用も可能であり，簡単に施行が可能である．今後，さらに臨床面での応用が期待されている．

　一般的には運動野上に陽極を置く（anodal tDCS）と運動野の興奮性を増加させることが可能で，陰極を置く（cathodal tDCS）と逆に低下させることができる[29]．近年，tDCS の脳卒中リハビリテーションへの応用が進んでいるが，Bastani らのメタアナライシス[30]でも，脳卒中患者における損傷半球への anodal tDCS は分離運動が可能で，MMT が 4 以上の患者では有効であるが，まだサンプル数が少なく，その適応に関してはさらなる検討が必要であるとしている．

　そこで，筆者らは，HANDS therapy による手指運動機能の改善を認め，分離運動が出現した例において，10 回の損傷半球運動野への anodal tDCS（1 mA，20 分）とリハビリテーションを組み合わせた治療を行い，上肢巧緻性の改善ならびに手指運動機能のさらなる改善を認めている（図❷-23）．

第2部 HANDS therapy の方法

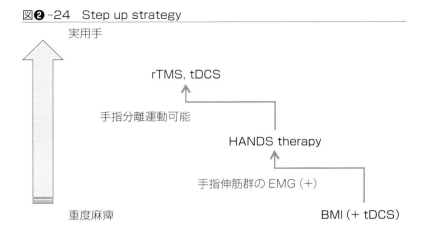

図❷-24 Step up strategy

Step up 治療戦略

　前述したように，麻痺手の機能に応じて脳卒中片麻痺上肢機能障害に対する治療戦略(15頁，図❶-14) がある．この治療戦略は上から下向きの方向だけでなく，下から上方向の治療戦略も成り立つ．つまり，麻痺が重度の患者であっても，BMI により手指伸展筋の筋活動が認められれば，HANDS therapy の適応が可能となり，HANDS therapy により分離運動が出現すれば，tDCS などの使用によって，さらに上肢機能の改善が見込める可能性があるといえる（図❷-24）．麻痺が重度であっても，このような Step up 治療戦略により，上肢機能回復の可能性がある．

文献

1) 赤星和人：電気療法・電気刺激療法．リハビリテーションレジデントマニュアル（木村彰男編），第3版，医学書院，2010, pp140-143.

2) Khaslavskaian S, Sinkjaer T：Motor cortex excitability following repetitive electrical stimulation of the common peroneal nerve depends on the voluntary drive. *Exp Brain Res* **162**：497-502, 2005.

3) Jackson A, Zimmermann B：Neural interfaces for the brain and spinal cord-restoring motor function. *Nat Rev Neurol* **8**：690-699, 2012.

4) 村岡慶裕，鈴木里砂，他：運動介助型電気刺激装置の開発と脳卒中片麻痺患者への使用経験．理学療法学 **31**：29-35, 2004.

5) Fujiwara T, Kasashima Y, et al：Motor improvement and corticospinal modulation induced by hybrid assistive neuromuscular dynamic stimulation (HANDS) therapy in patients with chronic stroke. *Neuroreha Neural Repair* **23**：125-132, 2009.

6) 笠島悠子，藤原俊之・他：慢性期片麻痺患者の上肢機能障害に対する随意運動介助型電気刺激と手関節固定装具併用療法の試み．*Jpn J Rehabil Med* **43**：353-357, 2006.

7) Fujiwara T, Liu M, et al：Electrophysiological and clinical assessment of a simple wrist-hand splint for patients with chronic spastic hemiparesis secondary to stroke. *Electromyogr Clin Neurophysiol* **44**：423-429, 2004.

8) Ushiba J, Masakado Y, et al：Changes of reflex size in upper limbs using wrist splint in hemiplegic patients. *Electromyogr Clin Neurophysiol* **44**：175-182, 2004.

9) Chino N, Sonoda S, et al：Stroke Impairment Assessment Set (SIAS) -a new evaluation instrument for stroke patients. リハ医学 **31**：119-125, 1994.

10) Uswatte G, Taub E, et al：Reliability and validity of the upper-extremity motor activity log-14 for measuring real worls arm use. *Stroke* **36**：2493-2496, 2005.

11) Shindo K, Fujiwara T, et al：Effectiveness of Hybrid Assistive Neuromuscular Dynamic Stimulation Therapy in patients with subacute stroke：A randomized controlled pilot trial. *Neurorehabil Neural Repair* **25**：830-837, 2011.

12) Butefisch CM, Davis BC, et al：Mechanism of use-dependent plasticity in the human motor cortex. *Proc Natl Acad Sci USA* **97**：3661-3665, 2000.

13) Kujirai T, Caramia MD, et al：Cortico-cortical inhibition in human motor cortex. *J Physiol* **471**：501-519, 1993.

14) Day BL, Marsden CD, et al：Reciprocal inhibition between the muscles of the human forearm. *J Physiol* **349**：519-534, 1984.

15) Schweighofer N, Han CE, et al：A functional threshold for long-term use of hand and arm function can be determined: predictions from a computational model and supporting data from the extremity constraint induced therapy evaluation. *Phys Ther* **89**：1327-1336, 2009.

16) Lance JW：Symposium synopsis. Spasticity：Disordered motor control (Feldman RG, Young RR, et al, eds). Miami, Year Book Medical Publishers, 1980, pp485-494.

17) Pandyan AD, Gregoric M, et al：Spasticity：clinical perceptions, neurological realities and meaningful measurement. *Disabil Rehabil* **27**：2-6, 2005.

18) Perez MA, Field-Fote EC, et al：Patterned sensory stimulation induces plasticity in reciprocal Ia inhibition in humans. *J Neurosci* **23**：2014-2018, 2003.

19) Fujiwara T, Tsuji T, et al：Transcranial direct current stimulation modulates the spinal plasticity induced with patterned electrical stimulation. *Clin Neurophysiol* **122**：1834-1837, 2011.

20) Fugl-Meyer AR, Jääskö L, et al：The post-stroke hemiplegic patient. *Scand J Rehabil Med* **7**：13-31, 1975.

21) 藤原俊之監訳：上肢リハビリテーション評価マニュアル（Thomas Platz, Cosima Pinkowski 著），医歯薬出版，2011.
22) 高橋香代子，道免和久・他：新しい上肢運動機能評価法・日本語版 Motor Activity Log の信頼性と妥当性の検討．作業療法 28：628-636，2009.
23) 藤原俊之：上肢機能障害に対する新たな治療法．MB Med Reha 85：107-1126，2007.
24) 藤原俊之，里宇明元・他：脳卒中片麻痺上肢機能障害の治療．Jpn J Rehabil Med 43：743-746，2006.
25) 日本ハンドセラピィ学会主催：応用実践研修会ハンドスプリントセミナーテキスト．
26) 斎藤和夫：中枢神経疾患の上肢スプリント療法．MB Med Reha 49：15-21，2005.
27) Shindo K, Kawashima K, et al：Effects of neurofeedback training with an electroencephalogram-based brain-computer interface for hand paralysis in patients with chronic stroke: a preliminary case series study. J Rehabil Med 43：951-957, 2011.
28) Takemi M, Masakado Y, et al：Event-related desynchronization reflects downregulation of intracortical inhibition in human primary motor cortex. J Neurophysiol 110：1158-1166, 2013.
29) Nitsche MA, Paulus W：Excitability changes induced in the human motor cortex by weak transcranial direct current stimulation. J Physiol 527：633-639, 2000.
30) Bastani A, Jaberzadeh S：Does anodal transcranial direct current stimulation enhance excitability of the motor cortex and motor function in healthy individuals and subjects with stroke：A systematic review and meta-analysis. Clin Neurophysiol 123：644-657, 2012.

● HANDS therapy 関連 HP（問い合わせ先）

・東海大学医学部専門診療学系リハビリテーション科学
　URL：http://reha.med.u-tokai.ac.jp/
・慶應義塾大学病院リハビリテーション科
　URL：http://www.hosp.keio.ac.jp/annai/shinryo/rihabiri/
・パシフィックサプライ株式会社
　URL：https://www.p-supply.co.jp/

索 引

和文

あ
アシストするための刺激　5
アシスト値　31
アシスト機能の設定　31

お
親機との接続　29

か
課題特異性　10
外来での HANDS therapy　50
患者さんの適応判断　26
患者さんへの説明　27

き
機能的閾値　14
機能的電気刺激　2
棘下筋　16
近位筋へのアプローチ　46
近位筋への応用　46
筋活動の有無の評価　28
筋活動の変化　12
筋緊張の軽減　39
筋緊張軽減に向けた訓練例　39
筋再教育訓練　39
筋再教育訓練例　40
筋電閾値の設定　30

け
経頭蓋磁気刺激二重刺激　11, 13
経頭蓋直流電気刺激　52
痙縮　8
痙縮の基礎　17
結果のフィードバック　44
腱固定様効果　38

こ
固有示指伸筋　6, 16, 29

さ
作業療法訓練プログラム　36
作業療法士からのまとめ　45
再建する機能　4
最大刺激の設定　30

し
刺激強度の設定　29
自宅での訓練　49
事象関連脱同期　51
手指運動機能　8
手指伸展時の筋活動　8
集団屈曲レベル　36
集団伸展が可能なレベル　37
小児の HANDS therapy　48
小児プログラムの特徴　48
掌側型装具　33
上肢機能の評価　19
上肢機能障害の予後予測　42
上肢近位筋に対する治療　46
上肢実用性　8
上肢・手指機能の改善　8

す
随意運動　3
随意運動介助型電気刺激　2
随意運動介助型電気刺激装置　5, 28
随意運動介助型電気刺激装置セット　6

せ
脊髄可塑性　11
全周型装具　33

そ
相反性抑制　12, 18
装具　6
装具の作成　32
装具の設定　32
総指伸筋　6, 16, 29

た
他の治療方法との組み合わせ　51
代償的 FES　3
短対立装具　7, 33

ち
チームスタッフからのまとめ　45
治療後の生活指導　44
治療時間の設定　31
治療的電気刺激　2
長対立装具　6, 7, 35
長母指伸筋　16, 29
長母指対立装具　35

つ
つまむ・離す　4

て
データロガーシステム　50, 51
手関節固定装具　7
手関節装具　34
手関節装具の装着ポイント　34
手関節装具の調整　38
電気刺激　3
電気刺激の基礎　17
電極位置　29
電極設置の一例　6

に
握る・離す　4
日常生活に必要な手指機能　5
日常生活使用頻度の変化　9

は
背側型装具　33
発症時期による改善効果　10
発症時期による効果の違い　10
反復経頭蓋磁気刺激　52

ひ
非侵襲的脳波型 BMI　51
表面筋電図の基礎　17
標的とする筋　16

へ
ベルトの回し方　35

索引

ほ
他の治療方法との組み合わせ　51

ま
麻痺側手指伸展　42
麻痺側上肢活動量の変化　9
麻痺手使用のチェックリスト　43
麻痺別のチェックポイント　36
末梢神経障害　26

も
モールディング　32
モニターシステム　50

り
両手動作の訓練例　41
両手動作訓練　40
量依存性　10

欧　文

A
ADLでの使用訓練　41
ADLチェック表　24
ADLプログラム　41
ADL訓練例　42
assistive stimulation　3

B
BMI　51, 52
Box and Block test　19
Brain Machine Interface　51, 52

C
Closed loop EMG controlled ES　3

D
dose-dependent　10
Dose dependent recovery　13

E
EDC　6, 16, 29
EIP　6, 16, 29
EPL　16, 29
extensor digitorum communis　6, 16
extensor indicis proprius　6, 16
extensor pollicis longus　16

F
FES　2
Fugl-Meyer Arm score　20
Fugl-Meyer 上肢運動項目　19
Functional Electrical Stimulation　2
Functional Threshold　14

G
grip and release　4

H
H波　13, 14
H反射　14
HANDS Kidsの効果　50
HANDS Kidsの特徴　48
HANDS Kids　48, 49
HANDS proximal　46
HANDS therapyの概略図　2
HANDS therapyの効果　8, 27, 36
HANDS therapyの治療機序　10
HANDS therapyの治療プログラム　36
HANDS therapyの適応　26
HANDS therapyの方法　25
HANDS therapy　1, 2
HANDS therapyで用いる装具　7
HANDS therapyにあたっての評価項目　37
HANDS therapyにあたって必要な理解　14
HANDS therapyによる皮質内抑制　11
HANDS therapyのまとめ　45
HANDS-out　50
Hybrid Assistive Neuromuscular Dynamic Stimulation therapy　3

I
infraspinatus　16

M
MAL　19, 24
MAS　8
Modified Ashworth scale　8
Motor Activity Log　19, 24

O
OT室での外来訓練　49

P
Patterned electrical stimulation　18, 19
PES　18, 19
pinch and release　4

R
reciprocal inhibition　13, 18
Repetitive Transcranial Magnetic Stimulation　52
RI　13, 18
rTMS　52

S
short intracortical inhibition　11
SIAS finger function test 1 A　36
SIAS finger function test 1 B～1 C　37
SIAS　8
SICI　11
Step up 治療戦略　54
Stroke Impairment Assessment Set　8

T
task specific　10
tDCSによる効果　53
tDCS　52, 53
Tenodesis-like action　38
TES　2
Therapeutic Electrical Stimulation　2
Transcranial Direct Current Stimulation　52, 53

U
unmasking　10

HANDS therapy
脳卒中片麻痺上肢の新しい治療戦略　　ISBN978-4-263-21496-1

2015年2月15日　第1版第1刷発行

編著者　藤　原　俊　之
　　　　阿　部　　　薫

発行者　大　畑　秀　穂

発行所　医歯薬出版株式会社
〒113-8612　東京都文京区本駒込1-7-10
TEL. (03) 5395—7628(編集)・7616(販売)
FAX. (03) 5395—7609(編集)・8563(販売)
http://www.ishiyaku.co.jp/
郵便振替番号 00190-5-13816

乱丁，落丁の際はお取り替えいたします　　印刷・あづま堂印刷／製本・皆川製本所

© Ishiyaku Publishers, Inc., 2015. Printed in Japan

本書の複製権・翻訳権・翻案権・上映権・譲渡権・貸与権・公衆送信権（送信可能化権を含む）・口述権は，医歯薬出版(株)が保有します．
本書を無断で複製する行為（コピー，スキャン，デジタルデータ化など）は，「私的使用のための複製」などの著作権法上の限られた例外を除き禁じられています．また私的使用に該当する場合であっても，請負業者等の第三者に依頼し上記の行為を行うことは違法となります．

JCOPY ＜(社)出版者著作権管理機構 委託出版物＞
本書を複写される場合は，そのつど事前に (社)出版者著作権管理機構（電話 03-3513-6969，FAX 03-3513-6979，e-mail : info@jcopy.or.jp）の許諾を得てください．